L’échelle d’intelligence de Wechsler

Psycho - logiques

Collection fondée par Philippe Brenot
et dirigée par Alain Brun

Sans exclusives ni frontières, les logiques président au fonctionnement psychique comme à la vie relationnelle. Toutes les pratiques, toutes les écoles ont leur place dans Psycho - logiques.

François PEREA et Jean MORENON, *Les jeux contradictoires de la parole et du corps*, 2008.
Jacques MICHELET, *Handicap mental et technique du psychodrame*, 2008.
Alhoussein DIA, *La psychiatrie au pays des marabouts (Mauritanie)*, 2008.
Bernadette MATTAEUR, *Procréation, IVG et maltraitance*, 2007.
Jean-Curt KELLER, *La méthode thérapeutique de Palo Alto*, 2007.
Colette LHOMME-RIGAUD, *Exils et troubles de la pensée*, 2007.
Giselle HIERSE, *Le féminin et la langue étrangère*, 2007.
Michel DÉGRANGE, *Petit livre noir des psychothérapies américaines en France*, 2007.
Béatrice BOURDIN, Mylène HUBIN-GAYTE, Barbara LE DRIANT et Luc VANDROMME, *Les troubles du développement chez l'enfant. Prévention et prise en charge*, 2007
Françoise GOSSELIN et Philippe VIARD, *L'État et les psychothérapies*, 2006
Michel LANDRY, *Du déclin de la pensée critique au triomphe de la psychiatrie*, 2006.
René SOULAYROL, *La spiritualité de l'enfant*, 2006.
Joseph C. ZINKER, *Le thérapeute en tant qu'artiste*, 2006.
Jean-Claude REINHARDT et Alain BRUN (collectif dirigé par), *Vieillesse et création*, 2005.
Giovanni GOCCI, *Les groupes d'individuation*, 2005.
Josette MARQUER, *Lois générales et variabilité des mesures en psychologie cognitive*, 2005.
Pierre MARQUER, *L'organisation du lexique mental*, 2005.

Alain Brun

L'échelle d'intelligence de Wechsler

Interprétation clinique et psychopathologique

L'Harmattan

5-7, rue de l'Ecole polytechnique ; 75005 Paris

http://www.librairieharmattan.com
diffusion.harmattan@wanadoo.fr
harmattan1@wanadoo.fr

ISBN : 978-2-296-05788-3
EAN : 9782296057883

La situation de test se heurte à une aporie : il est impossible de prédire,
voire de décrire les caractéristiques intimes d'une personne
par l'observation de cette personne.

À Dominique Lotti, médecin praticienne des hôpitaux.
Avec ma reconnaissance pour son indéfectible soutien.

Avertissement

Pour des raisons de copyright, l'auteur a pratiqué une analyse d'items en ne décrivant pas intégralement les items, mais en indiquant les références. Pour ces parties, donc, le lecteur devra utiliser le manuel de la WAIS-III.

Tout ce qui est dit dans les chapitres de l'interprétation et les suggestions diagnostiques est valable mutatis mutandis pour les échelles WISC.

Ce livre n'est pas un antimanuel, ni un livre parallèle, ni même concurrentiel. Il ne peut être utilisé sans le manuel édité avec le test. Il n'a qu'un but : contribuer à approfondir le travail des cliniciens.

Enfin, toutes les analyses cliniques et l'interprétation clinique sont valables pour tous les subtests quelle que soit l'échelle utilisée ainsi que celles à venir. Par exemple, l'interprétation clinique du vocabulaire et les suggestions diagnostiques peuvent être utilisées indépendamment des items.

INTRODUCTION

La Psychologie se définit par ses méthodes et ses objets. Elle recouvre un territoire immense dont les principaux noms et les principaux champs se revendiquent ou sont caractérisés par une appartenance plus ou moins proche d'une science générique que l'on peut appeler psychologie. Elle englobe selon les auteurs et selon les options taxonomiques, les revendications d'appartenance de ses auteurs, de telle ou telle démarche que d'aucuns jugent scientifique et d'autres non. Cette situation se complexifie, par exemple, d'autant plus qu'un auteur comme Piaget est considéré comme un psychologue par de nombreux auteurs, mais non par lui-même[1].

Il semble que la pratique des tests mentaux est issue d'une volonté de construire des représentations solides face à ce que l'on conviendra d'appeler les sciences de la nature. Comme on le sait, celles-ci procèdent de méthodes qui, quoique échafaudées sur des modèles toujours assurés (pour les chercheurs), ont présenté une accumulation d'expériences, d'épreuves et de contre-épreuves, toutes se référant à des modalités de pensée marquées et déterminées par leur culture d'origine.

Mais, alors que les modes et modalités de pensée sont acculturés au sens que l'on ne peut afférer sérieusement tel ou tel

[1] *Cet auteur se définit lui-même comme un épistémologue.*

mouvement à telle ou telle culture, il est important de garder à l'esprit qu'il s'agit de modalités d'expression et non de structures. La preuve en est que les mathématiques ont été développées dans tous les champs culturels symboliques et possédant l'écriture.

La pratique des tests trouve ses origines dans des conceptions théoriques préalables. Ces conceptions sont souvent des formes réduites d'une idéologie et ne présentent guère la garantie des concepts au sens où la philosophie le requiert. Cette idéologie transporte avec elle des traces liées à l'histoire de la philosophie puis à la naissance d'une conception du mental et enfin avec la mise en forme de la psychologie expérimentale. C'est dans cette mouvance qu'Alfred Binet (1857-1911) se lance à la recherche des moyens de classification et de dépistage des difficultés scolaires. Après un an de travaux, il publie avec son collaborateur Théodore Simon une échelle métrique d'intelligence. L'intelligence est entendue par Binet en termes de développement et de capacité à lier, ce qui renvoie à sa définition étymologique. Deux auteurs vont diffuser l'outil et pratiquer des révisions. Ce sont Lewis M. Terman et Robert M. Yerkes.

La révision du Stanford-Binet est produite en 1916. On y voit apparaître le terme de Quotient Intellectuel, terme qui n'avait pas la faveur de Binet. Avec cette quantification, attribuable à William Stern, l'idéologie resurgit. Après la guerre, R.M. Yerkes, président de l'Association Américaine de Psychologie met en place une mesure d'envergure : 1750000 personnes y sont soumises. Brigham, inquiété par les résultats des mesures (la moitié du contingent est débile, avec 13 ans d'âge mental) réclame une sélection à l'immigration.

Dans ce contexte, trois grands courants coexistent[2] :

---

[2] *Tout ce qui concerne ici l'histoire des mouvements et des conceptions en Psychologie est sommaire et déterminé par le seul souci d'indiquer des divergences. On lira avec le plus grand profit le livre de J. Grégoire,* L'examen clinique de l'intelligence de l'adulte.

L'intelligence est une mise en jeu d'un facteur commun à ce qu'il est convenu d'appeler des capacités. Arthur R. Jensen considère que ce facteur est *la vitesse de traitement de l'information.* L'intelligence est ainsi une capacité à traiter rapidement l'information. Cette conception est la traduction mentale d'une représentation neuronale de l'information avec son facteur G spécifique c'est-à-dire la vitesse de l'influx nerveux.

Un deuxième courant est incarné par Thurstone (1887-1955). L'intelligence est *une multiplicité de facteurs primaires et indépendants,* produisant les aptitudes mentales primaires : la mémoire, la perception, la compréhension verbale, la numération, etc. Cette conception est nominaliste et ne vient en rien invalider Spearman, bien qu'apparemment les deux théories soient disjointes. Les facultés indépendantes ne le sont pas puisqu'elles appartiennent à la même théorie conceptuelle. Les intercorrélations ou non font donc, à rebours, appel à une préconception unifiant ces catégories.

Cela aboutit à une troisième conception (Michel Huteau, J.B. Carroll) : un facteur G puis une structure hiérarchique. Le facteur G n'est pas primaire, mais bien au-dessus, une supra fonction. Avec cette conception apparaît de toute façon un présupposé ici aussi nominaliste. Quant au facteur supra fonctionnel, il ne diffère en rien de la capacité de formalisation des stades piagétiens.

Venons-en à présent à ce qui nous préoccupe, c'est-à-dire l'utilisation, la pratique et l'utilité de l'échelle de Wechsler. Cette échelle est considérée par moi comme la traduction pratique de *théories représentationnelles.* En ce sens, elle est une échelle d'efficience et c'est en *tant que telle* qu'il faut la traiter.

Le test est avant tout un recueil de signes. Il est un outil, par ce mot même trahissant sa condition de *signétique.* Aussi, il nous faut poser en termes concis quelques grands principes de sa compréhension. Toute épreuve, comme toute situation humaine, est conditionnée par les réponses et les questions elles-mêmes dépendantes d'un univers alentour *autodéfini par les effets qu'il produit et les causes qu'il reçoit.* Au sein de ce système ouvert viennent s'équilibrer les pensées, les souvenirs, les réminiscences du sujet testé, ainsi que les attentes, la pression et la patience ou l'impatience du psychologue. Les réponses produites ne doivent en aucune manière être considérées comme uniques. Or, c'est presque toujours le cas. Elles sont en réalité (clinique) une modalité d'*équilibre sémiotique* au sein de l'épreuve. Les réponses doivent être considérées avant tout comme des *réponses adressées*, et lues comme telles.

Aussi, pour que les épreuves représentent « les » efficiences, il faudrait dans sa construction une rigueur d'un autre ordre que celui des statistiques, notamment évoquer ce en quoi l'épreuve de Vocabulaire, par exemple, peut représenter *les* épreuves de vocabulaire.

On voit combien ici nous devons avancer en nous alignant sur les écueils. Deux grands repères nous guideront : la moyenne et le barycentre[3] du sujet. Puis, les valeurs les plus basses[4].

Par ailleurs, on verra combien les profils virtuels[5] sont des moyens permettant d'écarter l'emprise de la situation. C'est que celle-ci, de fait, convoque le narcissisme du sujet, sollicite les fonctions adaptatives, dénote l'efficience des zones du Soi. C'est là que ces zones marquées plus ou moins par les avatars

---

[3] *Le barycentre est utilisé dans une perspective analogique. L'idée en est la suivante : les capacités et les facultés produisent un équilibre cognitivo-psychique. Cet équilibre répond à la fois à un mouvement brownien et à un équilibre des énergies susceptibles d'être indiqué par une moyenne géométrique. La recherche du barycentre suppose un calcul note à note qui, s'il est justifié, fera cependant perdre du temps au clinicien. On se contentera de la moyenne géométrique verbale, performale et globale. Chaque note est une moyenne entre la plus élevée et la plus basse des notes standards.*

[4] *L'écart entre les notes standards (notes réelles) est traité non pas en leur différence, mais en leur produit (Ambitus-index). L'écart (Ambitus) rapporté à l'Ambitus-index donne l'Ambitus-ratio. Tout cela est bien sûr ici indicatif, et sera traité plus loin.*

[5] *Cette notion est traitée plus bas.*

du développement ontogénétique et psychogénétique se dévoilent dans une topologie diachronique, figurée par les notes brutes et standards.

Ce livre se prive volontairement, dans l'explicite seulement, de toute incursion plus avant et qui dépasse le cadre d'un guide. Mais je rappelle simplement qu'il est écrit à partir d'un présupposé épistémologique principiel : *l'ensemble des théories humaines n'a pas d'autre cause et but que leur cohésion humaine.*

Toutes les théories sont et restent un processus de réponse à l'angoisse, laquelle est un effet primordial de l'émergence de la parole chez l'être humain qui est accompagnée de la perte irrémédiable du corps.

On comprendra donc très facilement que tout test sollicite non seulement à des degrés d'intensité divers, mais aussi dans des réquisits qualitatifs différents, des réactions encodées différentes. On aurait tort d'isoler ainsi au sein de ces réactions, qui un point de vue cognitif, qui un point de vue projectif.

Les théories ne relèvent pas uniquement des théories sexuelles infantiles, mais aussi de préconceptions, structurant l'humain bien avant la constitution du sujet. Aussi les formulations scientifiques ne sont et ne seront jamais rien d'autre qu'un mythe étendu. Mais alors, une question s'impose : comment un mythe étendu aussi sophistiqué soit-il peut-il rendre compte d'une réalité transmissible comme la chute des corps ou l'aphasie ? La réponse est que les théories se transmettent au sein d'un vaste champ où seule s'effectue la transmission par ses effets symboliques. Le système est toujours vrai parce qu'il n'est qu'une traduction. Aussi loin que l'homme puisse aller dans l'exploration du langage, c'est dire de l'ensemble des énoncés qu'il formule pour sempiternellement retrouver le corps qu'il a définitivement perdu en entrant dans la parole et dont il ne saura jamais rien d'autre que ce qu'il en sait par les énoncés qu'il prononce, sans même être sûr d'y être ou pas, il ne produira que des énoncés[6] langagiers. Il prouvera toujours ce qu'il avance pour la raison que le langage et son activité symbolique l'ont produit. *Ce que l'on appelle expérience et démarche scientifique est la corporisation des énoncés langagiers, lesquels préexistent. Un problème scientifique n'est pas découvert, il est redécouvert.*

Tout cela fait que la méthode que j'avance implique qu'il n'y pas de traduction correcte[7]. En revanche, elle est suffisante pour que le *sujet testé* (par exemple) et le *sujet qui examine* fabriquent à deux un *sujet de la psychologie*, lequel est traduit par les énoncés linguistique et psychologique. C'est en ce sens qu'un examen psychologique qui ne se transmet pas au sujet examiné est tout simplement un viol de la conscience et un acte de vandalisme. Dans un hôpital, dans un centre, bref dans toute pratique, l'examen psychologique doit être livré dans et par le langage qui l'a produit et retourner à son point d'origine. C'est dans cette seule perspective que les psychologues se dégageront de leur pouvoir imaginaire. Ceci implique que l'on intègre qu'il y a un au-delà ou plutôt un à côté de la vérité scientifique : *il n'y a que des traductions répondant à la lente cohérence du savoir humain.*

Ce guide ne se justifie pas en dehors de ces perspectives. Résultat de longs échanges avec les étudiants qui en ont stimulé l'écriture, il est, je l'espère, simple.

Il y a derrière ce que j'avance, comme grands repères, plus de trente ans de pratique, des milliers de consultations, des centaines de WAIS analysées et confrontées à la pratique clinique, tant par le biais d'expertise que de bilan ou de supervision. J'ai puisé d'autres enseignements dans les ouvrages de Wechsler, bien entendu, Rapaport, Pichot, Perse, Schafer, mais aussi Schmidt-Kitsikis, Bohm, Beck. Il serait trop long ici de les citer.

---

[6] *Il suffit pour s'en convaincre de se référer à l'histoire de l'anatomie humaine, ainsi les menaces contre Vésale.*

[7] *Ou une succession de théories justes, mais non vraies. On peut consulter, à ce propos, Popper, bien évidemment, mais bien plus ses derniers ouvrages, en regard de la logique scientifique.*

Mais ceux à qui je dois le plus sont les personnes examinées, expertisées ou devenues collaboratrices de ces travaux.

Le lecteur doit comprendre qu'il s'agit ici d'un travail qui ne vise pas à mettre de l'ordre comme dans une thèse, ni à démontrer, mais d'un livre de transmission dont les assises théoriques sont faites par sédimentations ainsi que la pratique. Lorsque les précisions sont assises sur des écrits, ceux-ci seront bien sûr référencés. Cependant, les revues aussi bien neurologiques que psychologiques n'ont pas été négligées, non plus les encyclopédies.

Il reste que chaque conclusion, chaque proposition avancée par les différents auteurs, s'est vue retenue ou non en fonction de ma propre expérience, des références théoriques, et surtout de la grammaire interne au test. Par ailleurs, je dois indiquer combien je fus rassuré de ne pas être seul lorsque je découvris bien après mon séminaire[8] les traductions de Rapaport, Schafer et Gill (RSG à partir de maintenant). Leur ouvrage est une leçon de méthode, d'honnêteté, de rigueur et d'humilité. Je leur dois de m'être décidé à travailler à ce livre. Beaucoup de mes conclusions rejoignent les leurs, parfois de manière similaire. Mais j'indique toujours leur référence ne serait-ce que par leur travail le mien fut.

Je mets au service de mes confrères le peu d'ennui que j'ai à lire des chiffres et à les traiter qualitativement. En espérant qu'ils auront suffisamment confiance dans mes lectures pour qu'ils en tirent quelques bénéfices.

Ce livre ne vise pas la démonstration, mais l'édification. De nombreux chapitres sont la réduction de très longues analyses d'items[9]. On trouvera ici une analyse exclusive des subtests communs à la WAIS[10] et à toutes les échelles de Wechsler anté-

---

[8] *À l'origine de ce livre, le séminaire s'est déroulé de 1995 à 2001.*

[9] *Je garde ici le terme consacré par RSG.*

[10] *Ce livre est valable, mutatis mutandis, pour toutes les WAIS. Une description détaillée de l'application de ma méthode pourrait être écrite aux fins de faciliter le*

rieures pour la raison que l'observation diachronique est nécessaire parfois, sinon souvent. En fin d'ouvrage, quelques profils sont proposés. J'ai longtemps hésité à les publier pour la raison qu'ils peuvent donner l'allure de *recettes*. Ils pourront servir de *figurabilité* de ce que j'évoque.

Est-il besoin d'ajouter que nous n'avons pas apparemment assez de recul pour les subtests qui ont été rajoutés ? Mais les étudiants que j'ai chaque année en stage ont participé activement à cet ouvrage en recherchant notamment les validations de subtests en les comparant, voire en inventant des modalités de passation permettant de faire surgir des éléments diagnostiques nouveaux.

L'Assemblage d'objets, quant à lui, est étudié dans ce livre parce qu'il a *toujours* fait partie des échelles antérieures. De plus, ce subtest présente des caractéristiques particulières et aucune justification clinique n'a été donnée pour son éviction. L'introduction du subtest des Matrices est une chose intéressante au sens où ce subtest peut être comparé avec d'autres tests qui comportent exclusivement des Matrices comme les échelles de Cattell. C'est un subtest qui introduit des séquences logiques. Je l'ai considéré dans une zone à part avec le subtest Séquence Lettres-Chiffres. J'avance pour ces subtests une lecture clinique volontairement succincte. Le subtest Séquence Lettres-Chiffres est un excellent test d'attention et de concentration mélangé. Il renvoie aussi à d'autres tests.

Enfin, tout ce qui est dit pour la WAIS-III est valable pour tous les autres tests bâtis sur ce modèle ancien qu'est la Wechsler-Bellevue.

J'espère que chaque lecteur trouvera dans ce texte de quoi satisfaire sa curiosité et sa réflexion.

---

travail des cliniciens utilisant les autres échelles que celle de la WAIS. Pour l'heure, le bon sens devrait beaucoup aider.

L'ÉCHELLE DE WECHSLER

La Wechsler-Bellevue[11] a été terminée en 1939. Elle a été souvent présentée comme une épreuve d'intelligence[12]. Même revue et corrigée, elle a toujours été fondée sur une observation clinique. C'est cette clinique qui intéressait Wechsler. L'échelle du départ, elle-même constituée pour partie d'échelles antérieures comme l'Army Alpha et Bêta a été remaniée pour des raisons d'inflation de QI[13] (environ 0,2 à 0,3 point par an, ce qui par ailleurs n'a aucune signification statistique). Par ailleurs, le « vieillissement » de certains items a nécessité une réévaluation.

Actuellement, la WAIS se nomme WAIS-III. Elle est constituée de nouveaux items, mais les conclusions cliniques restent valables, ainsi que la critique de certains items qui manquent de rigueur définitionnelle. Nous y reviendrons. Un pro-

---

[11] *Notons que Wechsler considère que les preuves mathématiques de Charles Spearman (un facteur général, une cohorte de facteurs spécifiques) constituent une des grandes découvertes de la psychologie. Wechsler souligne aussi l'importance de la « présomption intuitive de Binet » dans le choix de ses tests. Par ailleurs les travaux de W.P. Alexander, décrivant des facteurs indépendants sont largement utilisés.*

[12] *Le titre de ce livre donne suffisamment trace de ma position qu'il s'agit d'efficience et non de l'intelligence qui en est le sous-sol. Les rapports entre les deux émergeant justement dans l'analyse clinique.*

[13] *À rapprocher de l'effet Flynn.*

grès important a été fait en l'introduction d'une épreuve non chronométrée[14] : les Matrices. Mais le point de vue qu'il ne faut pas quitter, lors de la passation de la WAIS, est que la mesure de l'efficience doit être préservée, nous verrons cela lors des consignes générales.

Le nombre de subtests a été modifié dans la version III, il passe à quatorze, sept en échelle verbale, sept en échelle de Performance.

Je conseille de faire passer l'échelle *en entier*, on ne manque jamais en psychologie de traiter le plus possible de matériel. La détérioration mentale est évoquée ici. On pourra cependant soit appliquer l'ancienne formule, soit en composer une autre. Le tout est de pouvoir l'interpréter voire de s'y référer. L'interprétation peut suivre les mêmes chemins qu'auparavant. Pour ma part, je conseille de suivre les avis de Wechsler lui-même à savoir que le quotient de détérioration mentale est à calculer avec les notes standards par âge, que ce soit bien entendu avec les formes antérieures des échelles ou celle-ci.

Dès le début de son travail, Wechsler propose une approche transversale de la mesure de l'intelligence. Il va tout d'abord utiliser un très grand nombre d'items et les rapporter aux échelles qui ont été préétablies, pour la WAIS ou la WISC, la démarche est la même. Ces échelles feront l'objet de contrôles et de mesures statistiques très fréquentes. C'est là une des raisons de leur succès auprès des cliniciens. Un test, par sa structure, impose, lors de son interprétation, que l'on tienne compte des facteurs statistiques sous-jacents à ces tests.

Wechsler mettra au point environ quinze ou dix-sept échelles, qui par la suite deviendront les subtests. Au fur et à mesure de l'avancée de ses travaux, Wechsler ainsi que ses collaborateurs vont se préoccuper de la validation de la WAIS et de la WISC sur un plan clinique et dégageront, pas toujours de manière très différenciée, des profils assez caractéristiques liés aux pathologies. Wechsler cependant ne se prive pas de souli-

---

[14] *J'enseigne depuis 1985 l'utilisation de la WAIS sans chronomètre.*

gner que certaines personnes qui peuvent apparaître comme schizophrènes dans tel hôpital seront jugées comme maniaco-dépressives dans d'autres. De la même manière, il ne se prive pas de souligner les stéréotypes qui encombrent la pratique : la conception d'une intelligence indépendante de la culture. Ce stéréotype est une aporie à lui seul puisque c'est toujours au sein d'une culture qu'on se pose la question de l'intelligence.

Les enfants sont confrontés à des systèmes scolaires qui sollicitent une adaptation[15]. Ces adaptations plus ou moins coûteuses et pas toujours en relation avec les potentialités de l'enfant conduisent au renoncement créatif et au conformisme. Celui-ci s'exprime de la façon la plus violente dans la croyance inculquée à l'instar du *Meilleur des mondes* : il y a des êtres humains qui sont plus formés pour les mathématiques et d'autres pour la philosophie. Tous les psychologues savent que des personnes peuvent être orientées vers des carrières littéraires au motif qu'elles vont faire de la philosophie, et les autres vont être orientées vers des carrières scientifiques sous prétexte qu'ils vont faire des mathématiques. Comme si la philosophie n'était pas la pensée rigoureuse, comme si on pouvait dire tout ce qu'on voulait en philosophie, comme si l'analyse littéraire était de l'amusement, comme si la sémiotique manquait de rigueur.

Ces différences définitionnelles entraînent une fragmentation qui se fait par des pseudo théories. Pseudo, parce que ce ne sont pas des théories répondant à des critères épistémologiques, tels que des énoncés descriptifs, légaux, conceptuels. Ces pseudo théories parlent ainsi d'une intelligence musicale, mathématique, etc. comme si l'intelligence pouvait se globaliser ou se diviser. Elle est d'abord œuvre et processus.

Notre propos reste trop souvent de savoir si l'enfant ou l'adulte que nous examinons présente par rapport à l'ensemble du groupe des enfants ou d'adultes, un arrêt de développement ou pas.

---

[15] *C'est-à-dire, une reconsidération psychique des représentations, et non pas une adaptation à l'expérience réelle.*

Une autre erreur assez banale consiste à déclarer connaître ce qu'est l'intelligence à travers ce test de Wechsler, c'est là une vue plus stéréotypée que naïve.

Voici les deux grands buts de l'utilisation de l'échelle : il s'agit simplement de situer une personne par rapport à un ensemble et de repérer si cette personne utilise les fonctions qui sont sollicitées dans ce test puis de rapporter ces profils à des profils qui sont eux-mêmes construits à partir de ce test.

Autrement dit, l'échelle répond à la question de l'efficience intellectuelle[16] et rien d'autre. Par ailleurs, les seuls tests qui prétendent mesurer l'intelligence sont des tests qui fonctionnent, comme les Matrices, sur une complexification graduelle et progressive des questions et des problèmes à résoudre.

De plus, il faut savoir que les tests qui sont présentés ont des seuils liminaires considérés comme des seuils de départ pour certaines populations et des seuils d'arrivée pour d'autres. C'est le cas des tests Alpha et Bêta qui étaient utilisés dans l'armée américaine : le test Alpha commençait là où le test Bêta s'arrêtait. Wechsler souligne que toute la question est de savoir comment comparer les résultats de son test aux autres tests et comment arriver à considérer le problème du quotient intellectuel. Or, pour Wechsler, le quotient intellectuel n'est pas du tout un terme qui rend compte d'un processus de calcul, mais au contraire un terme de communication avec les autres tests psychologiques, car pour lui, le QI n'a strictement aucun intérêt[17]. Cependant, les manuels successifs mettent à disposition l'utilisation du QI dans des marges interprétatives qui n'ont d'autre valeur que tautologique.

Wechsler s'interroge à ce propos. Il élabore une épreuve standard qui sera fait passer par tout le monde, auquel tout le monde répondra, de telle manière qu'on puisse classer ce tout le

---

[16] *Plus précisément mentale.*

[17] *J'abandonne définitivement cette notion dans ce livre et ne l'utilise jamais dans l'analyse des résultats, non plus que les autres valeurs ayant ce mode de calcul.*

monde et la personne testée dans un échantillon qui lui-même a subi les épreuves. Wechsler souhaite classer, repérer un positionnement d'efficience par rapport à un ensemble d'efficience.

Tout au contraire, si nous utilisons par exemple une épreuve piagétienne ou un test comme la NEMI avec les enfants, il s'agira cette fois-ci de situer l'enfant non pas par rapport à un groupe d'âge mais par rapport à un processus de développement. Ceci implique que les outils statistiques ne seront pas du tout les mêmes et que nous ne pourrons pas comparer le QI de la WAIS ou de la WISC et le QI de la NEMI ou du Termann-Merill. Il faudra passer par une comparaison des écarts types en étudiant la position des résultats par rapport aux moyennes de chaque classe d'âge.

À l'origine des mesures de l'intelligence, on trouvera après Dewey une proposition qui est celle de la notion d'âge mental. Binet, quant à lui, n'a jamais proposé le quotient intellectuel ; il était même contre, jugeant que cette apparente notion stigmatisait la dynamique de l'intelligence de l'enfant. Il disait qu'il ne fallait surtout pas utiliser un chiffre, mais un repérage de telle manière qu'on puisse adapter la scolarité à ces enfants pour développer chez eux la créativité. Ainsi, Binet présente aux mêmes enfants d'un groupe d'âge des épreuves, considérant que grosso modo, là où les enfants répondent à sept items sur dix, il s'agit d'une caractéristique de l'âge de ces enfants. Cette zone sera appelée âge mental. C'est Stern qui en rapportant l'âge mental à l'âge réel va proposer la notion de quotient intellectuel. Le problème qui se pose et que Binet constate, est qu'au bout d'un certain moment, l'âge mental stagne. Ainsi, il relève que l'on ne va pas au-delà d'un certain type de procédés, ce qui d'ailleurs pourrait être une sorte de préfiguration des recherches qui vont être faites par la suite par Piaget. Pour Wechsler, la question s'impose par la présence de troubles cognitifs à cinquante ans, soixante ans, soixante-dix ans. Il souhaite une description de l'efficience à ces âges et si possible un rendu clinique. Il a donc à sa disposition les travaux antérieurs des Américains, des Anglais et des Français. Binet lui, ne s'étant occupé que des enfants, n'avait pas le même souci.

Wechsler critiquera la notion de QI. Il présentera cependant pour définir le QI la zone la plus stable (entre moins 1 écart-type et plus 1 écart-type) de ses courbes pour y situer la moyenne des QI. Il ne faut pas perdre de vue que les QI sont calculés par équation mathématique, et ce, dans un second temps, à partir des scores empiriques puis transformés en notes théoriques[18]. Il a donc été convenu actuellement (convention plus tacite qu'explicite), que le point zéro pour les QI, c'est-à-dire les points de regroupement des moyennes seront situés dans les échelles entre moins 1 écart-type et plus 1 écart- type, ce qui ne veut pas dire autour de 100. Rien n'empêche un chercheur d'établir une échelle d'intelligence de zéro à onze, ce qui n'a aucune espèce d'importance. L'importance technique est dans la recherche de l'efficience de ladite échelle, c'est-à-dire l'obtention d'une discrimination fine du classement des personnes sur une population, avec une répartition très fine aussi des scores. D'où le fait que nous trouvions dans tous les manuels des épreuves d'intelligence, une distribution en centiles. Ce calcul de la répartition de la population en centiles se fait à partir d'une transformation des notes brutes. En ce qui concerne la WAIS, la répartition se fait à partir de notes brutes transformées en variables Z.

Lorsque Wechsler se penche sur la relation entre telle épreuve et telle épreuve dans l'échelle, il le fait à partir d'un calcul de corrélation entre les notes brutes puis un calcul de corrélation entre les notes standards. Non seulement, il effectue un calcul entre des courbes théoriques, mais encore entre les courbes empiriques. À ce propos, je rappelle que lorsqu'on recueille les notes brutes à des épreuves, on obtient donc une courbe empirique dessinée par la répartition stricte des notes brutes de la population passant l'épreuve paramétrique. Cependant, cette courbe brute ne peut pas être utilisée tel quel, pour la raison

---

[18] *C'est-à-dire standard.*

qu'on ne peut pas la comparer à une autre courbe brute, il leur faut une traduction commune. Autrement dit, pour comparer deux courbes brutes, par exemple les courbes des subtests Information et Compréhension, chacune de ces courbes devra être rapportée à une courbe commune. Les notes brutes ont une moyenne qu'on appelle M ou m, cette moyenne permet de calculer une variance. La variance est la variabilité des notes brutes par rapport à une courbe imaginaire et la racine carrée de cette variance est l'écart-type. Ces notes théoriques vont donc devoir toujours se traduire strictement de la même manière. On les calcule donc toujours de la même manière.

Le passage d'une note brute à une note standard est ni plus ni moins qu'un passage d'un registre à un autre à l'aide de la méthode des droites de régression linéaire[19]. Ceci implique d'une part, qu'un changement de 1 point standard a beaucoup plus de valeur discriminative qu'un écart de 1 point brut et d'autre part que nous trouverons un nuage de points qui sont référés à la même note standard. La courbe générale théorique est celle de Laplace-Gauss. Cette courbe peut être divisée en un nombre de parties choisi pour les besoins cliniques. C'est ce qui donnera la division en classes standardisées ou bien en centiles. Si nous découpons une population en 100 parties, nous aurons beaucoup moins de notes brutes référées à une note standard pour la raison que la courbe divisera en grande partie la population. Il y aura donc assez peu de notes standards par tranches. Mais, si la courbe est divisée en onze classes (par exemple les onze classes, classiquement normalisées), nous aurons un grand nombre de notes puisque les tranches seront beaucoup plus larges. La WAIS présente les deux registres.

---

[19] *Afin de ne pas alourdir cette introduction, j'évite d'entrer dans les détails. Pour la méthode de régression linéaire et des moindres carrés, on se reportera aux ouvrages idoines comme ceux de Barbut, Grégoire, ou bien plus accessibles ceux de Perse, Pichot, ou encore plus immédiatement les manuels de Pichot, Reuchlin, les ouvrages sont donnés dans la bibliographie.*

Une fois les résultats obtenus, la question se pose de savoir quel est le lien existant entre deux courbes de catégories de performances différentes, lien qui est au principe même de l'interprétation. Cette question de corrélation-lien entre deux catégories de performances ne définit en rien la nature même de ce lien c'est-à-dire de concaténation, d'immanence, de causalité, etc. L'erreur qui est faite communément à partir de cette question est d'associer des corrélations à la causalité, comprise le plus souvent comme aristotélicienne. La corrélation pouvant être constituée par les occurrences linguistiques présidant à l'élaboration même des hypothèses.

VOCABULAIRE

Présentation historique

La constitution de la liste de mots comprenait deux projets : structurer une suite de mots par difficulté progressive – ce qui laisse là quelques problèmes psycholinguistiques de côté – et proposer une mesure relativement stable du niveau de vocabulaire.

Historiquement, deux listes de cinquante mots furent proposées, les mots à faible discrimination sémiotique éliminés. Wechsler finit par obtenir une liste de soixante items, puis cinquante et enfin quarante-deux. Il faut préciser que, en ce qui concerne la construction de cette échelle, Wechsler était assez satisfait du choix.

Lorsque Wechsler a créé cette liste de mots, il n'existait pas de travaux psycholinguistiques sur les acquisitions du vocabulaire[20]. Il n'existait pas non plus de travaux sur le rapport qui existe entre la connaissance de la signification d'un mot et la fréquence d'utilisation de ce mot dans la langue, ce que l'on ap-

---

20 *Les travaux de Vygotski en revanche étaient clos. Wechsler ne connaissait peut-être pas ceux-ci, non plus que les travaux de Jespersen ou de Sapir.*

pelle occurrence[21]. Nous pouvons constater qu'aucune critique n'a été faite sur la constitution de la liste de Vocabulaire en relation avec les occurrences, c'est-à-dire les fréquences d'utilisation dans la langue, non plus qu'avec les associations sémantiques liées à des mots, ni les normes d'acquisition de mots dans la langue. Autrement dit, les épreuves de Vocabulaire qui ont été constituées sont des épreuves de Vocabulaire empiriques, intuitives qui gardent toute leur valeur justement parce qu'elles sont intuitives au sens où il s'agit d'un être humain qui produit une intuition de la langue qu'il utilise.

Le test actuel

C'est une liste de trente-trois mots qui est proposée. Les sujets doivent avancer une définition de chaque mot. Certains mots sont des verbes, d'autres des adjectifs, d'autres des substantifs. On demande au sujet de produire une définition à chaque mot, dans des registres linguistiques non représentatifs des champs linguistiques. La liste actuelle n'a visiblement, pas plus que celle de Wechsler, fait l'objet d'une étude approfondie sérieuse. De même, aucun rapport d'échantillon ne nous est fourni alors qu'un travail comme celui de Dubois pouvait, dès 1940, puis dans ses évolutions successives, servir de soutien à la construction de cette liste. Nous ne savons pas non plus si la liste qui nous est fournie n'est qu'une traduction de la liste anglo-saxonne ou bien une liste reconsidérée. *Bref, le clinicien se gardera bien de voir dans les résultats une représentation du vocabulaire du sujet.*

Comparaison des versions R et III

Il y a eu des changements dans le contenu. Deux items proviennent de la WISC-III, treize de la WAIS-R et dix-huit ont été créés. Le nombre total des items est de trente-trois. Certains ont changé de rang, ce qui influe sur la comparaison clinique

[21] *La loi de Zipf sera formulée plus tard.*

des tests WAIS-III et WAIS-R. Le clinicien devra donc tenir compte des réussites aux types d'items. Ceci implique que l'on fasse passer toute la partie Vocabulaire.

Ne serait-ce donc que par construction, le manuel de la WAIS-III devienne caduc pour ce qui concerne les consignes du Vocabulaire, ce, par le simple fait que l'on compare des listes avec des rangs qui ne sont pas homogènes alors même que le nombre de succès ou d'échecs consécutifs devient le critère d'arrêt de la liste. Nous nous arrêtons donc au changement des rangs[22].

L'item Fa…	passe du rang	1 à 2
L'item Bo…	passe du rang	2 à 3
L'item In…	passe du rang	5 à 4
L'item Arr…	passe du rang	9 à 6
L'item Sa…	passe du rang	12 à 7
L'item Pe…	passe du rang	16 à 12
L'item Es…	passe du rang	27 à 21
L'item Hé…	passe du rang	32 à 24
L'item Ém…	passe du rang	30 à 27
L'item Ap…	passe du rang	33 à 32
L'item Co…	passe du rang	35 à 33

De plus, le subtest est présenté aussi par écrit, ce qui crée d'autres problèmes psychologiques inutiles et il a été ajouté une séquence à administrer en ordre inverse.

Passation

Il est indiqué que le psychologue présente les mots au sujet tout en les lisant lui-même. Le fait de faire lire le mot au sujet nous prive de toute association de type homophonique, et le fait de présenter les cartons de mots au sujet l'oblige à se cristal-

[22] *Seul le début de l'item est indiqué ici. Le psychologue se réfèrera au manuel.*

liser sur un type de définition. En conséquence, je suggère que l'on puisse présenter les cartons de Vocabulaire au sujet seulement si celui-ci demande quel est le type de mot qu'on lui propose comme stimulus. Je conseille de faire passer le test en entier depuis le début. Nous sommes dans le domaine psycholinguistique, aussi vaut-il mieux utiliser les premiers mots comme des embrayeurs qui facilitent l'engagement de la personne[23].

Il y a d'autant moins de difficultés qu'il y a très peu de mots qui présentent une homophonie dans le test. De plus, l'accessibilité à la signification d'un mot n'est pas du tout la même lorsqu'on propose une connaissance par le son et une par l'écrit. En conséquence de quoi, le rapport humain étant un rapport fait de paroles et non pas d'écriture, je déconseille vivement d'insérer un paramètre qu'on ne contrôle pas dans le champ sémiotique du sujet .

Nous pouvons, en effet, fort bien rencontrer des personnes qui ont énormément de difficultés à apprendre à lire, d'autres personnes pour qui la lecture soulève des difficultés de type affectives et nous savons fort bien que l'accessibilité à la pensée, la fabrication de la pensée et de la réflexion, avant d'atteindre la transmission conceptuelle, bien entendu, passe toujours par la parole, mais n'a pas besoin de l'écrit.

Cotation

Le manuel doit être respecté pour la cotation réelle. Dans le cas où la définition proposée renverrait à une homophonie ou une paraphonie, on aura soin de solliciter la personne à plus d'investigation lexicale.

En plus du manuel, ajoutons donc que tout traitement abstrait pourrait être côté deux points. La théorie des traitements de l'Information suffit à justifier ce choix. Précisons de surcroît qu'un mauvais synonyme n'*existe pas* dans la langue. Un

---

[23] *Sans compter le fait, comme indiqué plus haut, que la liste n'est pas psycholinguistiquement ordonnée.*

attribut fonctionnel *spécifique* pourrait être côté deux points et non un.

La note virtuelle

Ici, les consignes sont les mêmes pour tous les subtests ; ils doivent être menés jusqu'au bout en notant très précisément les réponses. Il n'y a pas de temps limite qui soit indiqué dans le manuel. Je conseille de ne pas dépasser 15 secondes par mot, l'accessibilité au lexique se faisant environ dans les 10 secondes. Le psychologue sera attentif à toute définition sortant de l'ordinaire. Toute utilisation, même originale, devra être cotée au tarif fort, dans le cas contraire, le Vocabulaire devient une mesure de la pensée normative, ce versant appartenant à l'interprétation qualitative du test. Un autre exemple : le manuel considère qu'un véhicule aquatique est une bonne définition pour l'item 1 (à l'instar d'un Pédalo, un scooter de mer, etc.), mais par ailleurs, cet item relève d'autres significations assez fréquentes telles qu'un ravier en cuisine ou une dépression sur un trottoir. On obtient donc une *nouvelle note brute et une nouvelle note standard virtuelle.*

Interprétation du score virtuel

Le score virtuel doit être interprété à la fois sur un plan mnésique (degré d'accessibilité au lexique), anxieux (mise à l'épreuve du sujet devant les représentations idéales) et défensif (libération de l'inhibition ou non). Ces points sont précisés plus bas.

Les items

Il apparaît que les personnes souvent très cultivées fournissent des réponses « pointues », par exemple, pour « amadouer » (un exemple hors test) : user de l'amadou ; terrassé : être à terre, etc. Il arrive même que l'usage d'un mot puisse être détourné au profit d'un usage plus restreint. Il s'agit d'un défaut majeur de la liste qui ne présente aucune référence aux définitions des homophones. Le psychologue s'attachera à coter ces réponses correctes et originales. Il en tirera des renseignements précieux lors de l'analyse. Chaque mot étant passé et proposé, l'ordre de présentation dès lors importe peu. En revanche, la lecture qualitative éprouvera, par cette perspective, des difficultés. Il serait évidemment judicieux de tenir compte de la fréquence d'utilisation dans la langue de chacun des mots proposés, ainsi que d'un classement en items faciles, difficiles ou moyens.

On peut constater que la liste des mots du Vocabulaire a été structurée sans tenir compte de cette fréquence d'utilisation[24] dans la langue. Les items n'ont pas été classés selon une loi psycholinguistique. La liste des items est donc hétérogène. Elle fait alterner des mots de 2 syllabes avec des mots de 3 et 1 syllabes. Or, les âges d'acquisition varient aussi selon le nombre de syllabes ou leur éloignement pratique, voire conceptuel.

Par exemple[25] :
Clown est acquis à 3 ans
Ours est acquis à 3 ans
Fruit est acquis à 3 ans
Miasme est acquis à 8 ans
Piètre est acquis à 7 ans
Scalp est acquis à 8 ans
Fraude est acquis à 7 ans
Rente est acquis à 7 ans
Mime est acquis à 7 ans

---

[24] *Les références dans le domaine ne manquent pas. On trouvera par exemple des tables lexicales du français contemporain publiées régulièrement dans l'Année psychologique par exemple.*

[25] *Il s'agit, bien entendu, de moyennes.*

Les taux de réponse, ou si l'on préfère les scores, sont tout à fait synergiques entre la WAIS-III et la WAIS-R. L'implication pratique en est qu'au Vocabulaire, un écart de 1 point standard entre les deux scores WAIS-R/WAIS-III n'est pas significatif et si on tient compte aussi du coefficient de fidélité de ce score à la WAIS-III, un écart de 1 point entre deux passations n'est pas significatif. Enfin, last but not least, certaines définitions cotées deux points ne devraient pas être retenues pour la raison qu'elles appartiennent à un réseau associatif à fréquence trop élevée pour mesurer le niveau de Vocabulaire ou bien trop éloigné pour mesurer la socialité. Sans en produire les définitions, le sujet par la voie associative se retrouve parfois dans le champ sémantique idoine. Ainsi facilitée par l'occurrence de la langue, la définition émerge sans pour autant que l'accès à cette définition *ait eu lieu.*

Ex : *Bo…* est associé à lait à 23,6 %

Bal… est associé à mer à 23,6 %

Interprétation clinique

Le Vocabulaire[26] a souvent été utilisé dans les tests d'intelligence sans que l'on en ait une explication causale particulière. La notion d'intelligence est par définition à mettre en rapport avec celle de concept. De ce point de vue, le travail de Piaget et de ses collaborateurs d'un côté, de la psychologie soviétique de l'autre, nous a suffisamment montré que l'être humain gagne petit à petit la capacité à produire des opérations de plus en plus détachées de l'expérience concrète. La psychologie soviétique nous montre combien l'être humain est non seulement pris dans une histoire humaine symbolique, c'est-à-dire au sein même de la représentation de l'objet et non de l'expérience de l'objet, mais aussi dans une mouvance infraculturelle et microculturelle qui lui transmet par le langage un ensemble de concepts et d'informations. C'est en ce sens que le Vocabulaire

[26] *Wechsler ne l'utilisait pas en QI.*

et l'Information sont reliés et qu'ils représentent à leur tour les forces d'une caractéristique qui distingue notamment la psychose de la névrose, c'est-à-dire la socialité.

La sociabilité, elle, relève de l'hystérie, laquelle est souvent manifestée par son sens moral élevé qui s'accompagne nécessairement d'un égoïsme et d'un égocentrisme tenace puisque la morale exige toujours une conduite à sa propre image. N'oublions pas que si l'hystérie demande cette conduite, elle est séduite par l'originalité, l'excès, la passion alors que la structure obsessionnelle demande la forme et la puissance de la forme. Ces deux structures demeurent dans un rapport au langage gardant chacune ses traits caractéristiques, sur un rapport défini par leur propre trope. Il n'est pas étonnant donc que le test de Vocabulaire soit très bien corrélé avec le score verbal et le score global. C'est dans le jeu souple de ces scores que se distinguent les effets des structures dont je viens de parler[27].

On peut pousser plus loin maintenant, au-delà de cet aspect qu'on pourrait appeler d'une relation quantité-qualité, l'interprétation du Vocabulaire.

Le test de Vocabulaire peut être mis en relation avec les épreuves d'association de mots et je voudrais rappeler que lorsque Jung a mis en place les épreuves d'association de mots au tout début des années 1900, il constatait par l'intermédiaire du temps de latence ce qu'on peut appeler un blocage associatif.

Cela mérite que nous nous arrêtions à cela un petit moment sur un plan épistémologique. Si nous lisons un dictionnaire, nous pourrons constater que le dictionnaire propose une approche définitionnelle non univoque. Plus on s'avance dans une définition détaillée du mot, plus on avance dans un affaiblissement de la fréquence d'utilisation du mot. Si nous prenons par exemple le dictionnaire qui est le mieux fait à cet égard,

---

[27] *Je rappelle ici, comme j'aurai certainement à le faire plus loin, que la WAIS met au jour des types mentaux, une efficience et non une potentialité. En conséquence, si certains types relèvent de la structure, toute structure ne relèvera pas d'un type.*

c'est-à-dire le Littré, nous constatons que plus nous avançons dans les rangs de définition, plus l'usage nous paraît étranger.

On trouve dans le rapport au test de Vocabulaire la capacité qu'a le sujet de faire appel à un réseau sémantique associé au signifiant, ou plus précisément au signifiant selon ce que nous dit Saussure, à savoir que *« le signifiant est l'empreinte psychique du son »*, et qu'il n'est pas stable. Cela signifie aussi que le signifiant n'est pas le lexème.

Par ailleurs, examinons de plus près le travail de Jung. Quand C.G. Jung fait passer l'épreuve d'association de mots, il constate qu'il y a un temps de latence et il déduit qu'il s'est passé un blocage, lequel est l'indice d'un complexe. Souvent, le mot blocage est compris comme barrage, or, ce sont deux mots radicalement différents. Le barrage est ce qui barre et qui se met non pas derrière, mais au-devant et qui empêche d'avancer. Le terme de blocage est tiré du mot bloc et de bloquer qui signifie construire un bloc. Le mot blocage vient du fait que dans les constructions — souvent de l'époque médiévale pour nous et dans l'antiquité proche —, il arrivait dans les constructions que justement des moellons ou des ensembles de terre fissent bloc, ce qui n'était pas prévu ou bien que dans des constructions à base de terre ou de paille, on consolidât les fondations par l'apport d'eau, de terre, le tout faisant bloc.

Jung déduit de l'observation du temps de latence l'existence de blocs dans la construction du réseau sémantique. Or, pour déduire cela, il faut autre chose que le simple constat du temps de latence, il faut une théorie connexe et que cette théorie connexe soit elle-même issue d'énoncés causaux descriptifs liés à l'observation d'une expérience non connexe, mais analogue.

Jung note qu'il y a des blocages[28] et il déduit de ce blocage ce qu'il appelle un complexe. Nous pouvons avoir un autre modèle que le blocage ou le complexe à notre disposition. Par

---

[28] *Ce qui est dit, ici, à propos de Jung et du vocabulaire est applicable au subtest Information.*

exemple, la vitesse resterait la même, mais l'espace augmenterait, l'espace à parcourir, c'est-à-dire la distance entre les différentes représentations. *L'espace à parcourir relèverait de ce que F. de Saussure nomme la chaîne signifiante*[29].

Suivant les types de pathologies, les modes d'appréhension des représentations sémantiques sont inévitablement sollicités. Notons que, par exemple, les schizophrènes entretiennent des rapports particuliers avec les mots. La schizophrénie porte souvent sur l'interprétation du signifiant, c'est-à-dire qu'elle dévoile l'empreinte psychique du son au sein de la psyché. Ainsi, l'interprétation schizophrénique est parfois saisissante. Voici quelques exemples : *Pluriel* : « un mode de pensée en grammaire ». L'interprétation de *Conf...* : « se fier à des cons » est révélatrice du Witz interprétatif à lui seul. *Bal...* : « pour les économies », *Hi...* : « c'est une grande question », *Ref...* : « double fuite », *Cal...* : « c'est grec ça non ! », *Mi...* : « silence ». Ce qui est signifié là, c'est l'accès à la connaissance de l'interprétation schizophrénique. Le psychologue devra, s'il veut avoir une classification qualitative et quantitative, demander une autre définition. L'indice de socialité sera donc assez bas, mais la détérioration liée aux troubles du penser chez le schizophrène s'accompagne souvent d'une impossibilité à produire une définition correcte (socialement et linguistiquement parlant). C'est là que se révèle le rapport si particulier et si riche de poésie qu'entretient la schizophrénie au lien social.

L'aide du psychologue sera aussi importante dans le cas de troubles autres de la personnalité. Notons qu'il est souhaita-

---

[29] *C'est justement parce qu'il y a empreinte du son, du phonème dans la psyché qu'il y a indépendance du signifiant par rapport au signifié. Cette indépendance marquée déjà implicitement par Saussure dans le chapitre 1 de son cours de linguistique sera reprise sans être citée mais en inversant le signe par Jacques Lacan. La chaîne signifiante est un terme saussurien. Ce jeu d'indépendance du phonème, c'est-à-dire le jeu d'indépendance du signifiant de l'empreinte psychique du phonème dans la psyché a été signifié dans la littérature par François Rabelais dans le chapitre consacré à l'arrivée à l'Abbaye de Thélème.*

ble dans tous les cas de faire passer l'ensemble de l'épreuve comme indiqué plus haut.

La forte corrélation du test avec l'ensemble de l'échelle, forte corrélation existant dès la première forme du Wechsler-Bellevue[30] et sa variabilité avec l'âge incluait ce test dans le calcul de la détérioration mentale. Ce calcul est toujours possible dans la WAIS-III si le psychologue le souhaite. Nous y reviendrons.

On peut retrouver plusieurs types de réponses : les synonymes, l'utilisation technique, la description, l'explication, l'illustration, la répétition, etc. Cela n'enlève rien au fait que l'interprétation doit être faite qualitativement. RSG signalent que *la richesse de stimulation de l'environnement, la largeur d'horizon du foyer familial sont plus prégnantes et beaucoup plus déterminantes que la scolarité ou même l'étendue des études.* Suivent tout de même comme implication la scolarité et la variété de l'expérience de vie. Mais la caractéristique la plus importante et révélatrice du subtest de Vocabulaire est justement *le fonctionnement mental* du sujet.

Un bon score réel au Vocabulaire est déjà pour partie un *bon indice de socialité.* Les troubles de la fonction symbolique dans la première enfance peuvent perturber l'harmonie de la liaison entre la représentation chose et la représentation de mot ainsi que la possibilité d'user des processus secondaires dont je rappelle qu'ils se situent topiquement au niveau préconscient. Cette difficulté d'user des processus secondaires, on la constate facilement avec la recherche de traumas. Plus la charge émotionnelle ou pathogène aura entraîné une déflagration du symbolique, plus le Vocabulaire sera touché. Là où l'obsessionnel, qu'il soit compulsif ou obsessif, échouera par excès de prestations, le schizophrène manifestera son accrochage au signifiant – c'est-à-dire qu'il montrera sa capacité à produire une autre grammaire – quant à l'hystérie, elle échouera par un écrasement surmoïque.

En ce qui concerne le Vocabulaire, il est donc souhaitable d'envisager bien autre chose qu'une lecture quantitative. Il

---

30 *Le vocabulaire n'intervenait cependant pas dans le calcul du QI.*

convient de se pencher sur les échantillons de définitions et le type d'intervalles qui apparaît dans l'épreuve, autrement dit d'aborder le champ sémantique du sujet. Je distingue trois types de champs sémantiques :

- le champ ***sémantique inhibé***. Il est diachronique et s'arrête assez vite, avec quelques succès qui sont dus au mauvais classement de la liste.

- le champ ***sémantique fractionné*** qui est constitué de champs définitionnels électifs.

- le champ ***sémantique à latence*** dans lequel les items terminaux sont réussis contrairement aux premiers items.

Ces trois champs sémantiques ne peuvent être mis au jour que grâce à l'application de la WAIS telle que je la conseille. Le champ ***inhibé*** correspond à une faiblesse de stimulation de l'environnement, ainsi qu'à un niveau de transmission transgénérationnel faible. L'échec aux items, passé l'item 15 ou 16, révélerait soit une détérioration soit une inadaptation soulignée par l'indice de socialité. Le deuxième champ ***fractionné*** correspond plus au registre de la névrose avec des échecs liés au refoulement du champ idéationnel et un contre-investissement de certains champs aux dépens d'autres. Les défauts d'investissements de certaines zones sont vite révélés pour peu que l'on interroge le sujet sur le réseau sémantique associatif. Le troisième champ ***à latence*** correspond plus aux psychotiques. Les échecs sont retrouvés souvent au début et les succès après. Cela se justifie de deux manières. Tout d'abord par un désinvestissement des fonctions symboliques lié à des représentations de mots qui ont une grande occurrence dans la langue. Ensuite, par un investissement du corps du signifiant, aux alentours notamment de la crise pubertaire dont on sait qu'elle peut accompagner ou annoncer les prodromes schizophréniques par la voie de l'hébéphrénie. Ce troisième profil ***à latence*** reste chargé de la qualité du lien social, conservé ou non par le schizophrène.

À l'observation de ces champs, on ajoutera l'indice d'expansion sémantique qui est :

$$\text{la note standard} \times \frac{\text{nombre d'items réussis}}{\text{nombre d'items total}},$$

le maximum est $19 \times \frac{33}{33}$ (19 est la note standard la plus haute).

Cet indice relativise immédiatement les défauts de cotation de l'échelle qui encore une fois alterne le lexical et la précision indexale.

Profils diagnostiques

Un champ sémantique ***à latence*** caractérise les psychotiques dépressifs, les schizophrènes et les neurasthéniques.

Les notes pondérées faibles relativement à la moyenne du sujet se retrouvent plus chez les psychotiques et les névrosés dépressifs graves ainsi que dans les schizophrénies à forme fruste (avec souvent un champ sémantique ***inhibé***). Au Rorschach, la schizophrénie à forme fruste se caractérise par des réponses de type *monoadique*[31] très élevées. Les neurasthéniques et les sujets sans pathologie font partie aussi de cette catégorie ainsi que les sujets qu'on appelle peu stimulés sur un plan psychosocial.

Cette analyse cependant, c'est-à-dire toutes les caractéristiques qui viennent de précéder, n'est valable que dans le cas d'une *efficience réelle globale normale* et souvent avec un score performal inférieur à verbal, mais pas de manière très marquée.

Les notes élevées ne révèlent l'intellectualisation que si le champ n'est *pas* ***fractionné***. Auquel cas, on pourra aussi évoquer l'hyperidéation, ou bien les névroses obsessives compulsives[32], les groupes anxieux et dépressifs. Seul *l'abattement* peut chez ces personnes provoquer un échec linéaire.

---

31 *Syntagme sans expansion.*

32 *Je garde cette dénomination, plus psychologique que psychopathologique. Elle permet de distinguer deux types de caractères sur le plan des conduites.*

Notons que le Vocabulaire est un indice stable et qui est peu touché par les pathologies ***non détériorées*** ou ***non fortement dépressives***. RSG signalaient qu'une chute ***parallèle*** de Vocabulaire, Similitudes, Information, Compréhension, caractérise les schizophrènes et les neurasthéniques. Je pense que ces aspects doivent être ramenés aux aspects frustes. En effet, les scores observés chez des schizophrènes paranoïdes montrent facilement une note élevée au Vocabulaire voire aux autres subtests, sans pour autant que la dispersion si forte des schizophrènes soit touchée ou invalidée.

Conclusion

Le Vocabulaire rend compte de la socialité[33] du sujet, ce avec d'autres subtests comme l'Arrangement d'images. Il est susceptible d'être infléchi par la détérioration. En relation avec la transmission phylogénétique langagière, il est marqué par les *avatars de la construction du symbole*. Par la suite, l'investissement de champs sémantiques plus ou moins variés sera révélé par l'organisation du réseau sémantique des succès et des échecs.

[33] *La sociabilité inclut l'hystérisation et conséquemment la compréhension. Une autre dimension est le sociétal en relation avec l'Information et l'Arrangement d'images, j'y reviendrai.*

SIMILITUDES

Présentation historique

Wechsler était satisfait du choix de ce test malgré des critiques formulées à l'encontre de l'absence de maîtrise linguistique de sa part. En usant de mots habituels, Wechsler put dépasser cette difficulté et produire une liste de douze couples de mots dont la raison d'être liés est l'appartenance à une classe paradigmatique non lexicale. Il proposait orange/banane, manteau/robe, chien/lion, etc. C'est cette liste qui fut longtemps utilisée, et ce, dès 1939.

Le test de Similitudes avait et conserve un bon coefficient de corrélation avec le reste de l'échelle. Ce qui signifie aussi qu'il mesure pour une part autre chose que ce qui est présent globalement dans le QI.

Le test actuel

Des changements ont été opérés entre les WAIS-R et III : deux items proviennent de la WISC-III, cinq de la WAIS-R et douze ont été créés.

Passation

La consigne de la WAIS-R était : « En quoi un(e)… et un(e)… se ressemblent ? » Celle de la WAIS-III est : « Et maintenant, je vais vous lire deux mots et vous allez me dire en quoi ils se ressemblent. En quoi un(e)... et un(e)… se ressemblent ? »

Dans les deux WAIS, on peut amener le sujet à préciser sa réponse si celle-ci n'est pas assez claire.

La consigne d'ordre inverse correspond à la procédure suivante : les 5 premiers items ne sont administrés au sujet que s'il échoue aux 2 premiers items administrés (6 et 7). La forme de principe est la même, sauf que la présentation des items est commencée à l'item 6. Je formule ici la même suggestion qu'aux autres subtests, à savoir de présenter tous les items et dans l'ordre.

Cotation

Il est précisé dans la WAIS-III que si le sujet donne plusieurs réponses, on prend la meilleure.

Le nombre d'exemples de réponses a été augmenté afin de faciliter la cotation dont les principes sont déclinés dans le manuel.

La note virtuelle

On arrêtera la passation après l'administration de la liste complète, mais on notera, bien entendu, l'arrêt après les 4 échecs consécutifs. Deux notes brutes sont obtenues : une note réelle et une note virtuelle. Les réponses seront notées ad verbatim, ce qui permettra une analyse d'items qui notamment assurera beaucoup des aspects diagnostiques différentiels.

Interprétation du score virtuel

Une amélioration au score virtuel est une bonne indication des capacités de dépassement de l'inhibition, ainsi qu'une amélioration des processus secondaires

Les items

Certains items sont inclus dans la fonction sémiotique simple de la langue depuis longtemps. Aussi, un échec à ces items renvoie à un niveau conceptuel bas. On retiendra quatre niveaux de traitement pour l'analyse qualitative :

1er niveau : attributs physiques de tous ordres

2e niveau : attributs fonctionnels, définitionnels

3e niveau : connotation sémantique

4e niveau : attributs conceptuels

Si l'item est difficile, la personne aura à sa disposition deux comportements : un comportement de maintien, c'est-à-dire d'adhésion à la tâche et un niveau d'élaboration. Plus le problème est profond, plus il demande du temps. Aussi, le sujet développera *une latence plus ou moins longue* et surtout un profil de traitement que le psychologue inclura lors de son analyse. La latence élevée à un problème sera l'indice d'un *choc symbolique*, c'est-à-dire relevant de l'analyse du *complexe* tel que Jung en a dégagé les composants lors de son travail sur les associations de mots.

Par ailleurs, la formation du concept transcende l'expérience, quelque chose d'autre s'y adjoint : un principe de transformation des composants. C'est ce sur quoi s'est penché Piaget dans ses études sur la formation du concept. Cependant, « la prise en compte » des catégories sociales portées par le langage joue ici une part indispensable et il n'est guère étonnant que les psychopathes ratent souvent ce subtest.

Les items pourraient être classés ainsi :

Items faciles : 1, 2, 3, 4, 5, 6, 7, 8, 11

Items moyens : 12, 9, 10, 18, 15, 16, 19
Items difficiles : 14, 13, 17

Interprétation clinique

Ce test est présenté comme rendant compte de l'accessibilité aux concepts verbaux. Il est aussi en rapport, comme nous le verrons plus loin, avec la théorie sexuelle infantile sous-jacente. Ce subtest appartient aux trois formations de conceptualisation dont la dénomination actuelle de *Compréhension verbale* est trop vague. Je préfère regrouper sous le terme *d'efficience sémiotique*, les subtests Vocabulaire, Similitudes, Information et Compréhension. Leur coefficient en structure factorielle est élevé et leurs rangs, compte tenu de la participation au score verbal, les réunissent en une fonction liminaire qui est *la capacité de noter les signes et de les utiliser.*

La résolution des problèmes de Similitudes suppose l'identification de classes[34] et l'exclusion d'autres classes. De plus, la résolution du problème montre des tactiques mentales fort différentes. Il faut penser que les réponses peuvent être *syntagmatiques,* à l'item 10, le *Po*... ou la *Sta*... aident à se souvenir ou bien le *Po*... décrit la *Sta*... ou, à l'item 14, la *Va*... et le *Bro*... viennent de l'eau) comme les solutions peuvent être *paradigmatiques* (ce sont des gouttelettes suspendues dans l'air, etc.). Ainsi, on observe une véritable application des niveaux de traitement à l'objet d'Information. Werner[35] (1940) a décrit des schèmes primitifs puis des symboles. On note des idiosyncrasies, des tendances à la condensation, des organisations verbales abstraites. Bref, la résolution du problème rendra compte de l'avancée du développement de la pensée du sujet. Grosso modo la cotation suit cette voie.

---

[34] *S. Bourgès relève la mise en jeu de la pensée catégorielle, à partir de données concrètes.*

[35] *Cité par Rapaport, Schafer et Gill (RSG).*

Mais les critiques formulées restent valables et le psychologue n'hésitera pas à prendre un peu de temps. Certaines questions sont aussi difficiles parce qu'elles renvoient à de « l'Information » et ne sont pas cotées en conséquence. Considérer, à l'item 15, que *Dou*... et *Ins*... se ressemblent parce que « c'est un métier », mérite un point, laisse rêveur. Cette réponse est strictement évasive et mérite 0, alors que « les métiers de l'état voire de l'administration » mérite un point. J'espère qu'avec le temps une nouvelle cotation sera proposée, pour l'heure la règle paradigmatique doit prévaloir. D'autres questions sont difficiles parce qu'elles surprennent dans l'enchaînement (par exemple, l'item 17, *Cao*... et *Pa*...) ou bien supposent des connaissances et non l'utilisation des concepts comme à l'item 18. La cotation est donc à l'inverse de *Cao*... et *Pa*... (item 17). Ceci fait qu'un classement des items s'impose. Notons que les classements d'items préoccupaient déjà beaucoup RSG.

La Similitude consiste à demander, sur un plan cognitivo sémiotique au sujet s'il est capable de produire un schème rendant compte d'une activité de conscience. Les personnes qui ont un très haut score ne peuvent l'atteindre sans un bon fonctionnement formel. C'est par cette analyse que nous pouvons appréhender les niveaux de traitement, partant de la possibilité de lire la différence catégorielle, mais aussi de la capacité qu'ont les deux catégories non seulement d'être issues d'une catégorie commune, mais aussi d'en *produire* une. Il s'agit du fait qu'une idée 3 possède les caractéristiques 1 et 2 et cette pensée n'est possible que grâce à l'opération de la différence des sexes. *Un des éléments directs de cette condition est l'échec des pervers et des psychopathes.* Cet échec, relatif à la moyenne aux autres subtests, montre combien à lui seul il permet par sa présence d'invalider un diagnostic de schizophrénie à forme fruste et de névrose *qui a toujours un score moyen.* Aussi, on n'insiste pas assez sur les composantes pulsionnelles et libidinales de cette épreuve qui, outre les renseignements importants qu'elle fournit sur la pensée catégorielle du sujet, produit un éclairage sur la problématique du jeu pulsionnel.

En fonction des questions au sein de l'épreuve de Similitudes, on notera différents types d'associations. L'association syntagmatique entre les deux paradigmes est produite à partir de lois de composition internes, notamment de causalité. Très souvent, les associations syntagmatiques correctes ne sont produites ni par les hébéphrènes ni les schizophrènes. Le syntagme est le résultat d'un produit : par exemple, Fusil/Meurtre est une association syntagmatique, ce qui n'est pas le cas de Fusil/Revolver. Comme on le constate, l'épreuve de Similitudes rejette cette catégorie pour aller vers l'association paradigmatique comme je le décrirai plus bas. Dans les deux cas, la réponse dépend d'une fonction grammaticale qui transcende le sujet et qui produit sur lui à son insu un effet de loi. Notons que cette fonction est à l'œuvre dans tous les domaines.

Une latence élevée avant la réponse indique une charge affective liée à l'occurrence linguistique, c'est-à-dire sur le plan psychique avec les représentations. Aussi le test de Similitudes a-t-il une très bonne corrélation avec le Vocabulaire pour la raison identique. D'où le fait qu'une grande chute relative à Similitudes, par rapport à Vocabulaire et Information est pathognomonique de la Schizophrénie (Ambitus-ratio[36] supérieur à 0,020 voire à 0,025). Ainsi, Similitudes et Vocabulaire doivent être étudiés en parallèle. Une note forte à Similitudes et faible à Vocabulaire indiquera une *tendance à l'intellectualisation* accompagnée d'un retrait, ce certainement lié au trauma. Cette hypothèse sera validée par la comparaison de la note virtuelle et réelle. À l'inverse, des notes élevées au Vocabulaire sont une bonne indication du social parce qu'il s'agit aussi de réponses référées (par exemple au dictionnaire) alors que la réponse à Similitudes relèvera de l'activité noétique. Aussi, l'Hystérie a tendance à donner ce profil, compte tenu du fait qu'il n'est pas pathognomonique et qu'il se retrouve dans certaines schizophrénies non détériorées.

---

[36] *Les Ambitus-ratio sont traités plus bas dans les voies de l'interprétation*

Une fois de plus, on gardera toujours à l'esprit que la note du Vocabulaire conserve les traces de la psychogenèse[37]. C'est en quelque sorte une radiographie du développement. Par sa stabilité, il est sur *un plan statistique* à la fois ce qui résiste au pathos, ce qui cède en dernier, et le meilleur renseignement pour la recherche des traumas[38].

On comprendra mieux de quoi il retourne si nous nous penchons, en un bref rappel, sur les conditions de la réalisation du test de Similitudes. Le concept ne s'impose pas de lui-même. Il nécessite une psychogenèse qui sert à établir les fonctions sémiotiques nécessaires à de multiples opérations, dont la discrimination, l'inclusion, l'exclusion, en bref tous les problèmes liés à l'identification d'un percept, d'une image mentale. Certaines personnes pensent par identité, c'est-à-dire qu'elles ne peuvent supporter que de toutes petites différences[39]. Ainsi, à l'item 3, un *Chi*… et un *Li*… ça ne se ressemble pas. La difficulté porte sur le verbe ressembler. Si l'on modifie la question « Qu'ont-ils de commun ? », on obtient une bonne réponse. Il y a donc une difficulté sémiotique inhérente à la question qui invalide certaines personnes, mais qui révèle des processus de pensée particulièrement intéressants. Ces personnes présentent une soumission au réel, une impossibilité à se dégager de l'expérience concrète, pour atteindre un niveau au moins analogique[40].

La position œdipienne est convoquée par l'épreuve de Similitudes. Mais nous devons prendre les précautions suivantes

---

[37] *Notamment la virtuelle. Le « caractère » indestructible du vocabulaire a souvent été souligné et battu en brèche. Seules persistent l'expansion sémantique et la note virtuelle.*

[38] *Bien que Similitudes soit considéré par Wechsler comme un test qui ne tient pas avec l'âge. Je pense que ses observations sont à mettre au compte d'une faible discrimination des classes sociales.*

[39] *Je rappelle que je traite dans l'analyse de toutes les WAIS, ce afin de mieux permettre des comparaisons et de travailler l'esprit du test.*

[40] *On lira une belle figuration de cela dans le rapport de Jean Itard sur Victor de l'Aveyron. Itard tente désespérément de faire acquérir la classe « livre » à Victor.*

concernant la conscience de la situation de désir. Qu'il y ait une tripolation[41] (et non une triangulation) lors de la vie du bébé ne fait pas de doute. Cette tripolation ne peut être qu'imaginaire. Une topique de ces situations devient possible en s'appuyant sur la non-réduction de l'enfant au phallus de la mère. Des situations aussi simples que celles où les mères tentent et parfois réussissent à aligner toute la vie de la famille et notamment du géniteur sur celle de Sa Majesté bébé (heures des repas, heures du coucher, déplacement, vacances) sont démonstratives au quotidien, de cette place phallique qu'on fait tenir à l'enfant.

La similitude requiert aussi la tiercéité[42]. Pour que l'on ait une vision claire de cet aspect, relevons le cas suivant. La femme et l'homme appartiennent à la catégorie des mammifères pour être générés par eux, mais aussi comme en générant eux-mêmes. Il faut ainsi relever les conditions œdipiennes suivantes : 1+1=3[43]. L'addition possède un élément neutre qui est 0. La multiplication a un élément neutre qui est 1. Nous savons que nous ne pouvons pratiquer des additions que sur des éléments de même classe et que, par l'opération de transformation qu'est l'addition, on maintient la présence des unités antérieures dans les résultats. Une unité femme et une unité homme ne s'additionnent pas et pourtant ils sont rassemblés en une catégorie ascendante et descendante. Cette situation est tripolaire, alors générationnelle. *Elle devient œdipienne lorsque l'enfant a conscience d'y être et d'être le résultat d'une opération qu'il théorise au sein de sa propre théorie sexuelle* dans laquelle ses parents sont toujours en scène, sous une forme quelconque y compris par la négation de l'absence. Aussi, la conscience œdipienne se figure par 1 (d'un

---

[41] *C'est cette différence, sur laquelle j'insiste, qui permet entre autres de décrire le processus de la Perversion et de la distinguer comme on le verra plus loin de la Transversion et de la Paraversion. Le passage de la tripolation à la triangulation se fait par la corporisation du désir comme l'identification du manque. Je ne peux ici en décrire plus.*

[42] *Cette différence entre tripolation et triangulation me semble capitale et indispensable.*

[43] *Ces opérations sont aussi recrutées pour l'Arithmétique.*

ensemble) + 1 (d'un autre ensemble) = 3 (d'un autre ensemble). C'est cette position générationnelle complexe dont on trouve les traces au sein de la planche 2 du TAT et qui s'exprime au sein du subtest Similitudes. Il est aussi tout à fait important de rappeler ici les niveaux associatifs.

Enfin, notons qu'un succès à ce test ainsi qu'à Cubes (note standard au-dessus de la moyenne du sujet et au-dessus de la moyenne statistique) laisse augurer d'un bon niveau même si l'ensemble est plus bas (notamment Information et Compréhension). Ceci étant, si l'on veut avoir une idée rapide des processus mentaux sous-jacents à la WAIS, le psychologue saura isoler ces deux subtests ou encore mieux observer les notes modales aux subtests Matrices, Lettres-Chiffres et Symboles.

Profils diagnostiques

Ce qui importe est le rapport des notes. Ainsi, si le rapport Similitudes/Vocabulaire est proche de 1 avec un Ambitus-index Similitudes/Vocabulaire supérieur à 100, cela indique un équilibre au sein du développement psychogénétique.

Toute élévation absolue de la note c'est-à-dire au-dessus de 10 doit de moins en moins faire penser à une *psychose*. Autrement dit, on peut considérer que le rapport que le subtest Similitudes entretient avec Vocabulaire et Information comme je l'indiquai déjà plus haut est un bon repère diagnostique. L'erreur consiste cependant à y voir un critère différentiel. Dans ce domaine, un bel exemple en est que beaucoup de psychologues jugent qu'un score verbal supérieur au score performal exclut la psychose. C'est ne pas connaître la richesse et la force du clivage de la schizophrénie qui est capable de produire une efficience médiocre avec une bonne insertion sociale ou l'inverse. Ce sont d'autres subtests qui permettront de faire la différence. Vocabulaire et Information sont deux facteurs de la socialité c'est-à-dire du lien symbolique, mais ils ont besoin d'être associés à des concepts solidement établis pour suggérer une fonction sociale.

Ainsi, l'atteinte de la fonction symbolique se verra notamment dans les échecs aux items simples.

J'ai pu regrouper les données suivantes pour Similitudes :

Dans la *schizophrénie fruste*[44], on observe une chute du score. Cette chute est souvent moins forte chez les *schizophrénies paranoïdes*, ce pour la raison qui fortifie l'interprétation à savoir le langage. La *schizophrénie cristallisée* montre sauf exception un Vocabulaire et une Information inférieurs ou de mêmes niveaux. Cela renforce la grande dispersion du Verbal chez le schizophrène détérioré. La lecture d'une *dépression* est toujours donc à colorer de cette observation[45].

Dans la *dépression névrotique*, le subtest Similitudes est souvent inférieur à la moyenne verbale et à Vocabulaire. Par ailleurs, la dépression s'accompagne d'un ralentissement performal. Mais concomitamment, il faut noter que la dispersion dans ce cas est moindre.

Il n'y a pas d'échec absolu chez les *structures névrotiques* et les *non décompensés.*

Similitudes est bien inférieur au Vocabulaire dans l'*organicité* ou la *psychose* de facilement 4 points, ce avec une note absolue souvent basse. L'Ambitus-ratio est supérieur à 0,020. Tout cela est dû selon moi à une atteinte de l'intention.

Si les Similitudes et les Cubes, les Similitudes et l'Arrangement d'images ou bien Cubes et Arrangement d'images sont élevés, cela permet d'exclure la *déficience* même avec une moyenne basse.

Si les notes à Similitudes et à Cubes sont élevées (Ambitus-ratio non discordant) alors que le QI est faible, cela permet d'éliminer la *débilité.*

En général, les structures névrotiques et le type névrotique se caractérisent par :

---

44 RSG et d'autres signalent que si le subtest Similitudes est inférieur à Vocabulaire et à Information, cela constitue un signe pathognomonique schizophrénique.

45 Je rappelle que la distribution des Ambitus, Ambitus-index, Ambitus-ratio doit être consultée en cas de doute.

Vocabulaire ≤ Similitudes ≥ Information, le tout en A2

Un Ambitus-index supérieur à 100

Un Ambitus-ratio inférieur à 0,02

Un Ambitus-index supérieur à 100 en Modal et un Ambitus-ratio inférieur à 0,02

Tout dépend de la note absolue. Il faut considérer que Similitudes, Vocabulaire et Information sont dans un mouchoir qui se déplie selon le type mental, lequel se caractérise à profil égal par Code, Mémoire des chiffres et Arithmétique. Une tendance *défensive obsessionnelle sur une structure hystérique* aura un code faible, une excitation hystérique aura un code élevé.

L'*agitation maniaque* relève du même ordre avec un surinvestissement de Mémoire des Chiffres et Code. De plus, Similitudes > Vocabulaire > Information.

Enfin, je rappelle que le type mental n'est pas la structure, mais l'adoption d'un « comme si ». Je renvoie aux échanges entre Freud et Jung à ce sujet (adoption d'un type disjoint de la structure).

Conclusion

Les Similitudes, subtest mettant en jeu l'efficience sémiotique et la pensée catégorielle, rendent également compte de la position générationnelle du sujet vis-à-vis du 1+1=3 qui figure la conscience œdipienne. La prise en compte des modalités de réponses indiquera quant à elle le niveau de développement de la pensée du sujet. Ainsi, un succès à ce test permet d'escompter un bon niveau général.

INFORMATION

Présentation historique

Le sous-test Information du Wechsler-Bellevue comprenait vingt-cinq items. Tous ces items, sauf un, demandaient une réponse simple, mais sûre. L'exception était l'item 23, « Qu'est-ce qu'un habeas corpus ? » qui requerrait une explication relativement élaborée. Ce subtest fait partie du groupe de sous-tests essentiellement verbaux auquel appartiennent aussi les subtests Compréhension, Similitudes et Vocabulaire, ainsi que le suggéraient RSG. En ce qui concerne le test d'Information, Wechsler précisait que les psychologues avaient tendance à délaisser cette catégorie de test. De plus, il constatait que le test d'Information était assez bien corrélé avec l'ensemble de l'échelle et je précise que sa valeur dépend *beaucoup du type de questions* qui sont utilisées.

Le test actuel

Il est constitué de vingt-huit items de questions d'informations générales (évènements, objets, lieux, personnages) auxquelles le sujet doit répondre oralement.

Comparaison des versions R et III

Deux items proviennent de la WISC-III, onze de la WAIS-R et seize ont été créés (2, 3, 4, 8, 9, 11, 13, 14, 16, 17, 21, 23, 25, 26, 27, 28).

Voici les changements de rangs des items d'un test à l'autre :

L'item 3 de la WAIS-R passe au rang 1
L'item 4 de la WAIS-R passe au rang 5
L'item 7 de la WAIS-R *reste* au rang 7
L'item 13 de la WAIS-R passe au rang 19
L'item 14 de la WAIS-R passe au rang 6
L'item 15 de la WAIS-R passe au rang 12
L'item 16 de la WAIS-R passe au rang 18
L'item 17 de la WAIS-R passe au rang 20.
L'item 22 de la WAIS-R passe au rang 10
L'item 23 de la WAIS-R passe au rang 15
L'item 24 de la WAIS-R passe au rang 22
L'item 26 de la WAIS-R passe au rang 24

Passation

Tous les items sont présentés.

Cotation

On cote selon le manuel.

Des personnes ayant un comportement relevant de ce que Rorschach appelait un complexe d'intelligence, peuvent produire des réponses hors cote. Si ces réponses sont bonnes, on devra les coter dans le virtuel.

Par exemple, si les mois civils sont connus, le nombre de mois lunaire doit être considéré comme une bonne réponse virtuelle.

Pour l'item 17, d'autres noms peuvent être donnés : Pérugin, Botticelli, Ghirlandaio, Rosselli, D'Antonio. Pour l'item 12, voici quelques auteurs : Alexandre Dumas, Kyd et Bellforest. Pour l'item 24, Marlowe est évidemment une bonne réponse. Dans l'Information, le psychologue fera bien de consolider son savoir avant de juger une réponse comme mauvaise.

La note virtuelle

La note virtuelle correspond au total des points attribués selon la méthode virtuelle. Le score est obtenu en faisant passer l'épreuve jusqu'au bout. En cas d'échec, on cherchera la réponse par la méthode implicite : non pas « qui est ? » mais par les réseaux sémantiques alentour. Par exemple, pour une question comme « Qui a écrit Germinal ?»[46], on demandera : « Avez-vous entendu parler d'Émile Zola, qu'a-t-il écrit ? ». En bref, il s'agit d'aller quérir l'information selon des moyens souples, ce tout bonnement parce que le type d'accessibilité au lexique informationnel varie sans justification théorique et technique dans le test. Un autre exemple : « Pouvez-vous me citer un travail qu'a exécuté Michel-Ange ? » etc.

Cependant, pour les items 10, 15 et 19 de la WAIS-III, on peut accorder un point de bonification si le sujet mentionne un élément pertinent en plus. Par exemple, pour l'item 19, on ajoute 1 point si le sujet précise « prix Nobel de physique » dans sa réponse. L'item 20 sera coté positivement si Sancho Pança est donné. De même à l'item 27, si le terme de monophysisme est explicité.

Interprétation du score virtuel

L'amélioration du score réel ne peut se faire que par le recours aux défenses narcissiques, par une réponse à laquelle personne ne s'attend ou par la levée du refoulement. Dans ce der-

---

[46] *Ceci est un exemple fictif.*

nier cas, l'hypothèse de la prééminence de cette défense sera vérifiée. Dans le premier cas, on verra au regard du comportement à Mémoire des chiffres et à Arithmétique si le comportement persiste.

Les items

Wechsler ne nous disait pas comment il avait déterminé l'ordre de difficulté. Cet ordre de difficulté correspondait-il à l'occurrence liée, à la fréquence d'utilisation du mot, à l'information ? La valeur du test viendrait de ce qu'il représenterait l'étendue générale de l'information du sujet. Ceci a le mérite d'être discuté. Il indique souvent l'intérêt qu'un individu porte au monde autour de lui et peut éventuellement refléter le milieu social du sujet. Les enfants de famille instruites et intellectuelles donnent plus souvent la réponse correcte à la question « Qui a écrit Hamlet ? » Mais est-ce être cultivé que d'être atteint de psittacisme ?

Voici une proposition de classification par l'expérience :
Items faciles : 1, 2, 3, 4, 5, 6, 7, 8, 10
Items moyens : 9, 12, 14, 15, 17, 25, 20
Items difficiles : 11, 13, 16, 18, 19, 24, 26, 27, 28

Interprétation clinique

Wechsler a souligné que les questions posées sur l'information d'une personne font depuis longtemps partie des examens psychiatriques et qu'elles servaient à évaluer le niveau d'intelligence des malades. De leur côté, les psychologues ont longtemps boudé ces données plutôt que d'en faire usage dans l'élaboration des échelles d'efficience. Les arguments avancés par Wechsler, qui s'appuient sur la relative facilité à les faire passer, ne tiennent pas devant la critique. Rien dans les constructions de cette échelle ne permet de penser qu'elle est représentative de quelque chose d'autre que d'elle-même, autrement dit, elle n'a aucune valeur représentationnelle ou de signe. Pour Wechsler, le test d'Information s'est révélé l'un des tests les plus satisfaisants de la batterie, sans que l'on sache de quel point de vue. C'est une des épreuves qui tiennent *le mieux avec l'âge* et sa corrélation avec la note totale est une des meilleures.

Si on lit attentivement la liste de l'Information, on notera l'appel aux représentations sociales, culturelles classiques : par exemple les items 1 et 5. Cela dit, le contenu du sous-test Information soupèse l'arrêt précoce de la maturation, des régressions précoces, de la richesse éventuelle du milieu éducatif, du degré de scolarité, des intérêts culturels et, finalement, de la gravité de l'inadaptation présente. Conséquemment, l'Information met en jeu la fonction mnémonique. RSG appuient cette analyse sur la théorie de l'oubli développée par Freud. Le sujet est toujours confronté au refoulement lié à la représentation de la question posée[47], ce qui apparaît dans les difficultés d'évocation. Aussi le test Information est-il un test de mémoire implicite, testée elle aussi par le Vocabulaire. On notera donc l'émergence d'une réponse sans appel à la volonté. Cette inefficacité passagère sera aussi l'indice d'un réseau de complexes. La psychanalyse a largement démontré que les connaissances sont difficilement disponibles lorsqu'un refoulement généralisé et marqué affecte les connaissances même si elles n'ont qu'un rapport lointain avec l'essentiel du matériel refoulé. Finalement, les connaissances peuvent devenir indisponibles quand, comme c'est le cas dans les psychoses schizophréniques, les significations sont générales et que les réponses comportent des substituts symboliques.

L'autre champ est le rapport qui existe entre la représentativité sociale dans le test d'Information et la capacité à utiliser cette représentation sociale pour construire ce qu'on pourrait appeler un moi social. Cette épreuve permet de rendre compte de la *structuration d'un moi social.* Janet a apporté un concept inté-

---

[47] *C'est là que réside un des arguments de la pratique du profil virtuel.*

ressant qui est celui du *Socius*, concept repris par Wallon. C'est la manière dont les normes sociales peuvent faire pression sur un individu et l'amènent à être sujet. Ce serait aussi l'impact de la structure sociale, de la structure d'une société sur un de ces individus et la manière dont cet impact le transforme en sujet de la société. L'Information rend compte de l'impact du Socius, lequel se transmet par le langage. Il n'est donc pas étonnant qu'on trouve de faibles scores chez les psychopathes, chez les débiles et dans la psychopathologie de l'adolescent dont on connaît notamment l'énorme propension à la crise caractérielle.

Le test d'Information rend compte aussi de la capacité qu'a la personne à *user de la filiation*. Il ne peut pas y avoir de bonne réponse à l'Information s'il n'y a pas de filiation, autrement dit un bon score en Information rend compte de la filiation œdipienne.

La question du savoir est une question d'angoisse. Les travaux de Klein, Devereux, entre autres, ont suffisamment démontré que la curiosité ou la méthode étaient l'une et l'autre les produits *d'une angoisse que l'on peut qualifier d'épistémique.*

Enfin, un cinquième point est mesuré dans cette épreuve, c'est l'*adhésion aux normes groupales.*

Profils diagnostiques

On retiendra que normalement, *quelle que soit la structure*, le Vocabulaire est au même niveau[48] qu'Information. Le rapport Vocabulaire/Information doit être proche de 1 avec un Ambitus-ratio inférieur à 0,02. Selon Schafer, si le Vocabulaire est supérieur de deux à trois points à Information, on a un affaiblissement en cas de psychose, d'hystérie ou de névrose. Je trouve par la psychanalyse le rapport inverse.

Mais le *point discriminatif* sera un Verbal faible dans la détérioration psychotique et à peu près normal en cas de névrose

---

[48] *C'est-à-dire avec un Ambitus-index supérieur à 100, ou un Ambitus-ratio inférieur à 0,02, c'est-à-dire non discordant.*

hystérique[49]. Il ne faut pas oublier que dans les psychoses, la « règle » est la discordance et la dispersion.

L'Information faible de manière absolue signe *la faiblesse des stimulations sociales, mais uniquement avec un Vocabulaire de même niveau.* L'antagonisme des deux, associé à deux bons Cubes et Similitudes, doit plutôt évoquer une position caractérielle. Enfin, on accordera de la place aux défenses narcissiques comme indiqué plus haut.

Conclusion

Bien que la liste d'items mérite d'être modifiée, le subtest Information indique l'intérêt que l'individu porte au monde extérieur par le biais de ses représentations les plus couramment acceptées. Il reconnaît la culture dominante. Le test permet de rendre compte de la structuration du moi social, de l'impact du Socius, de l'adhésion aux normes groupales ainsi que de la capacité du sujet à user de la filiation. Ainsi, l'Information est en général échouée chez les psychopathes[50], comme le score à Compréhension.

Comme pour le Vocabulaire, l'attention portée aux éventuelles difficultés d'évocation mettra en évidence la présence de complexes.

---

[49] *En zone A2 (pour les zones se reporter au chapitre* Les voies de l'interprétation*).*

[50] *C'est entre autres ici que peuvent se distinguer les psychopathies des perversions.*

COMPREHENSION

Présentation historique

Wechsler précise tout d'abord que les tests de compréhension générale sont depuis très longtemps intégrés dans les échelles d'efficience. On trouve déjà dans le premier Binet des indications de cela.

Le test de Compréhension tient bien avec l'âge et décroît moins que la plupart des autres tests. C'est avec les tests de Similitudes et d'Information que sa corrélation est souvent la meilleure, et c'est avec les tests de Mémoire des chiffres et d'Assemblage d'objets qu'elle est la moins bonne[51].

Les 12 questions qui figuraient sur la liste de Wechsler furent choisies parmi une trentaine, d'une façon analogue à celle employée pour le test d'Information. Quelques-unes de ces questions provenaient soit directement du Army Alpha, soit sous une forme modifiée, de questions tirées des différents tests exposés dans les Army. Une ou deux se trouvent être identiques

---

[51] *Sa corrélation actuelle avec la note totale est 0,66 de 20 à 34 ans, et 0,68 de 35 à 49 ans. Ces notes sont tirées du manuel de la WAIS et données à titre indicatif (voir bibliographie).*

à celles qui figuraient dans la Révision Terman et Merrill du Stanford, probablement parce qu'empruntées à la même source.

Le test actuel

Douze items de la WAIS-R ont été supprimés pour faire place à treize nouveaux items dans la WAIS-III. Deux items proviennent de la WISC-III, cinq de la WAIS-R et onze ont été créés. Le nombre d'exemples de réponses a été augmenté pour faciliter la cotation.

Ces ajouts d'items ont notamment permis d'introduire une évaluation du Socius d'une part (items 9, 14, 15, 16, 17) et une évaluation sur des notions d'économie d'autre part (items 6 et 18).

Les proverbes proposés aux items 7, 15 et 16 de la WAIS-R ont été remplacés par deux autres (items 7 et 13). Il pourrait être intéressant d'évaluer la fréquence de chacun dans la langue.

Comparaison des versions R et III

Voici la liste des items en commun et des changements de rangs :

L'item 1 de la WAIS-R passe au rang 2
L'item 2 de la WAIS-R passe au rang 3
L'item 3 de la WAIS-R passe au rang 4
L'item 6 de la WAIS-R passe au rang 8
L'item 12 de la WAIS-R reste au rang 12

Passation

Ici aussi, pour obtenir la note virtuelle, le test doit être mené jusqu'au bout, car c'est faire, en cas contraire, fi de ce qu'est l'effet même du stress dans le test favorisant par là certainement l'apparition de lapsus ou d'amnésie névrotique. *On note soigneusement les quatre échecs consécutifs pour la cotation réelle.*

Cotation

On cotera selon le manuel pour la cotation réelle.

La note virtuelle

Pour le profil virtuel, on pratique une enquête aux échecs afin de valoriser au mieux les réponses. Ceci étant, les questions posées post-échecs sont cotées selon le manuel. De plus, la note virtuelle inclut les notes obtenues pour de bonnes réponses, une fois la limite des quatre échecs consécutifs franchie.

Interprétation du score virtuel

Le score virtuel à Compréhension est un score d'abord qualitatif : basé sur une cotation d'après-coup, il révèle d'emblée, une fois clairement établi, les positions défensives. Une amélioration du score par *le biais du virtuel* renseigne sur les *défenses de caractère*. Le subtest Compréhension est tout particulièrement sensible à la relation instaurée lors de la passation.

Les items

Voici une proposition de classement des items :
Items faciles : 1, 2, 3, 4, 10, 11
Items médians : 5, 6, 9, 12, 16
Items difficiles : 7, 8, 13, 14, 15, 17, 18

Interprétation clinique

C'est à ce test qu'on va voir apparaître les comportements déviants.

En ce qui concerne la dépendance au socius, c'est-à-dire au registre du surmoi social, les hystériques vont avoir de bonnes réponses au test de Compréhension. Par ailleurs, un niveau de Compréhension inférieur de trois points au plus à celui du Vocabulaire ou inférieur à la moyenne[52] des autres subtests verbaux (Information, Similitudes et Vocabulaire) caractérise assez bien le type mental schizophrénique (avec dispersion).

Les tests de Compréhension sont depuis longtemps les tests favoris des auteurs d'échelles. Des questions de Compréhension se trouvent dans le Binet original et dans toutes ses révisions. On les rencontre également dans de nombreux examens de groupe. Dans le test de groupe, le sujet doit simplement choisir une des nombreuses réponses possibles fournies par l'examinateur. Dans le test individuel, le sujet fournit lui-même sa réponse et traduit alors une disposition, une attitude[53] morale : « Je vois bien ce que vous attendez comme réponse, mais c'est complètement idiot. » Fréquemment, il est de valeur pour le diagnostic des psychopathes, parfois, il suggère la présence de tendances schizophréniques révélées par les réponses bizarres[54].

Pour Wechsler, le test Compréhension concernerait la maturité sociale. En fait, il sollicite la capacité à utiliser un schéma mental social et surtout sociétal. Autrement dit, la

---

[52] On utilisera toujours les tableaux des Ambitus. De plus, l'écart de points à des significations relatives à l'espace de regroupement des notes : A1, A2, A3...B1, B2, B3. Les trois points sont indiqués comme significatifs relativement à la zone médiane.

[53] Ce point de vue est à rapprocher, bien sûr, des travaux en psychologie sociale sur les attitudes.

[54] Les travaux étudiant les relations tests verbaux/milieu social sont nombreux. Ils montrent le peu de cas en lequel il faut tenir les « notons de compréhension verbale ».

deuxième chose dont il est question au test de Compréhension est la *capacité à jouer au sein d'un rapport au langage ou à la parole.* Il faut que le sujet soit capable de s'identifier au personnage qu'on lui propose, de se le représenter et que l'action soit conforme au schème qu'il a pu construire. Ce registre identificatoire permettra à la personne de donner des réponses. Les questions de type sociétal (Que feriez-vous si ?) sont très riches d'attitudes. Si j'utilise « les autres le feront », je suis en train de considérer que je ne me place pas sur un plan existentiel au même niveau que les autres puisque les autres *à ce moment-là* feront ce que justement je n'ai pas fait. En conséquence, la réponse « les autres le feront » amène à dire que justement l'autre n'est plus un autre comme moi et me rabattre sur ce que l'autre pourrait faire revient à ne pas considérer l'autre comme moi. Au bout du compte, si je considère que les autres pourraient le faire et qu'en conséquence moi je le fais, cela pose une aporie : je considère que l'autre ne le fera pas. Cette apparente casuistique n'est là que pour bien indiquer que le test de Compréhension sollicite le rapport que le sujet entretient à l'activité symbolique de l'autre, de l'humain. Il considère que le jugement d'attribution et d'existence qui est impliqué dans la situation proposée est du même registre que la réalité. Aussi devra-t-il s'y inscrire.

Le test Compréhension renvoie ainsi à la *fonction de jugement.* RSG citent comme lecture théorique que les items du sous-test Compréhension requièrent du jugement, lui-même demandant l'activation, la sélection, l'organisation sensée et appropriée sur le plan émotif des faits et des relations connues du sujet. J'attire l'attention sur le fait qu'on ne sait toujours pas quels sont les facteurs mentaux qui permettent de dissocier les connaissances de l'intégration de données au rang du bon sens.

La Compréhension renseigne sur deux autres niveaux : la capacité et l'efficience dans l'utilisation d'une théorie mentale généralisée.

Produit normatif par excellence, le subtest est aussi la mise en jeu du discours du semblant. Très sensible à la situation, il est une indication sur la relation au testeur et son score peut, suivant une pratique du test-retest en changeant de clinicien, passer du simple au double.

Vygotski nous a indiqué combien les concepts et les éléments culturels sont transportés par le langage. C'est ici le cas, comme cela se présente dans le test de Vocabulaire et d'Information. Lorsqu'on pose des questions sur l'Information, on ne fait pas que vérifier l'intégration des connaissances[55], on vérifie, on appréhende la fréquentation subjective de la personne de l'ensemble des réseaux de signifiants sociaux et humains. J'interrogeais un petit garçon qui a douze ans : « Qui a écrit *Les misérables* ? », question pour les adultes, il répondit : « Bon alors, là il faut dire autre chose que Victor Hugo. » Je lui posais alors une autre question : « Les échecs, c'est de quelle origine ? », il répondit : « On va dire les Indiens d'Inde, mais c'est pénible ces tests, c'est pas marrant de dire les choses que tout le monde sait. » En Compréhension, alors qu'à des fins investigatrices, je lui posais la question de l'enveloppe timbrée, son désespoir fut total.

À un moment donné, la fréquentation du réseau des signifiants sociaux devient du Panurge.

Les liens entre ces tests nous renseignent sur la relation psychopathique du sujet. Les réponses tératologiques nous dirigent tout de suite vers la psychose. Les réponses qui restent dans une filière ordonnancée et déjà prévue par les catégories sont forcément névrotiques. Enfin, les réponses dans lesquelles le sujet vise la singularité renvoient au complexe d'intelligence.

Profils diagnostiques

En cas de synergie entre le test de Compréhension et le test d'Information, il nous suffira d'interpréter le point de vue quantitatif de la question. Nous n'avons pas à introduire de lecture dialectique qualitative entre le niveau d'Information et le

---

[55] *Ce d'autant plus qu'il ne s'agit pas ici d'un test de connaissances mais de représentations et souvent stéréotypées. La classe sociale est ici déterminante.*

niveau de Compréhension, puisqu'elles vont dans le même sens. Leur désorganisation s'accompagne d'une chute de l'ensemble en A3.

En cas de non-synergie entre les deux tests :

- Si la Compréhension est supérieure à l'Information absolue moyenne, cela veut dire que le sujet a des capacités de représentations imaginaires et de constructions schématiques supérieures à la moyenne.

- Si l'Information est supérieure à la Compréhension réelle basse, *la socialité n'est qu'apparente.*

Le fonctionnement sain, identificatoire donc, peut fort bien se passer d'une référence à la culture. Cela dit, on ne peut pas avoir l'inverse, c'est-à-dire un fonctionnement sain, sur un plan social, sans assimilation minimale des théories mentales normatives.

Un surinvestissement relatif de Compréhension fera penser à une dépression avec défense du faux Self. La dépression abandonnique aura là aussi un versant d'expression favorable. Dans tous les cas, la dépression devra être confirmée par la chute générale du Performal de trois à cinq points en moyenne.

Conclusion

La Compréhension est d'abord la mesure de l'impact du *Socius.* Conséquemment, la structure hystérique a de bons scores, parfois supérieurs à son niveau de Vocabulaire. Le faible niveau de complexité et souvent l'attente de réponses de l'évidence même font que les psychoses ne sont pas non plus tenues à l'écart d'un bon score relatif, voire absolu. Dans leur cas, nous sommes devant deux situations :

Les profils sont inférieurs à la moyenne et le score Compréhension indique ce qui émerge au-dessus de la déflagration de la pensée.

Les profils sont supérieurs à la moyenne (fait extrêmement rare) l'attention se portera sur les écarts relatifs : si la

Compréhension est élevée et en relation synergique avec Arrangement d'images, le contact au monde est maintenu, si la Compréhension est basse, l'évolution spontanée ira vers le retrait.

ARITHMETIQUE

Présentation historique

Pour Wechsler, le test d'Arithmétique est souvent repéré comme un test d'aptitude à résoudre les problèmes. L'Arithmétique fut cependant reconnue, et depuis longtemps, comme un signe de vivacité intellectuelle. Les problèmes étaient utilisés comme mesure grossière et rapide de l'intelligence. À l'époque de la construction de l'échelle, la plupart des Échelles d'Intelligence comprenaient des questions faisant appel, sous une forme ou une autre au raisonnement Arithmétique. Wechsler considérait l'inclusion de tels éléments parfaitement justifiée, les tests de Raisonnement Arithmétique ayant une haute corrélation avec les mesures globales de l'intelligence, ce qui devenait un argument tautologique. Ici encore, il me faut préciser que l'échelle de Wechsler est une représentation de l'efficience intellectuelle en relation avec le sujet de la clinique. Wechsler percevait un avantage dans le subtest Arithmétique qui était, à l'image de la Mémoire des chiffres, un test facile à administrer.

En revanche, cette épreuve présente une forte dépendance psychosociale. De plus, les notes individuelles peuvent également être influencées par les fluctuations de l'attention et les réactions émotionnelles[56]. On voit combien justement l'efficience – s'il est encore besoin de le préciser ici – est un précieux indice clinique.

Les problèmes traitent de situations courantes ou impliquent des calculs pratiques. En outre, ils ont été établis de manière à éviter toute difficulté verbale ou de lecture. Wechsler indique que les connaissances requises pour résoudre la plupart de ces problèmes ne vont pas au-delà de l'enseignement primaire ou de ce qu'un adulte moyen peut apprendre par lui-même au cours de sa vie quotidienne, ce qui montre en quoi l'interprétation clinique de ce subtest n'est pas superposable à celui des enfants.

Le test actuel

Le test comprend actuellement vingt items, dont la progression de difficulté n'est pas démontrée, en tout cas pas explicitée. On retrouve aussi une passation en ordre inverse, que bien évidemment je déconseille d'appliquer.

Comparaison des versions R et III

Le contenu a été modifié : deux items proviennent de la WISC-III, sept de la WAIS-R, et onze ont été créés.

Passation

En ce qui concerne la procédure de chronométrage, on déclenche le chronomètre une fois que le problème est lu et il peut être répété une fois. Pour la lecture, on suivra le manuel pas à pas.

---

[56] *C'est de ce défaut apparent et relevant plus de l'argutie idéologique, qu'il faut faire une qualité. En cette perspective se rejoignent la Mémoire des chiffres et l'Arithmétique comme un indice d'anxiété.*

Complémentairement au manuel, je suggère que l'on n'omette aucun item d'Arithmétique dans l'administration du test à un sujet, pas même le plus facile. En effet, une inefficacité temporaire de la concentration apparaît plus clairement aux items faciles.

De même, suivant l'avis de RSG, on doit encourager le sujet à « penser à voix haute » pour tous les items difficiles, de façon à ce que l'on puisse mieux « percevoir les erreurs de principe, les méthodes de pensée et la solidité ou la désintégration des schèmes ». N'oublions pas que tout examen psychologique doit être au service du patient et non du psychologue, c'est-à-dire de la psychodynamique du sujet.

Les items sont donc tous présentés dans leur totalité. En cas d'échec, on procédera comme indiqué plus haut. On informera la personne de son échec ou de sa réussite lors des premiers items, puis on notera les tactiques mentales utilisées par la suite. Dans le cas où une réponse ne viendrait pas au bout du temps doublé, l'on cotera un échec réel et virtuel et l'on passera à l'item suivant. La note réelle est celle attribuée dans les limites du temps réel. La note virtuelle est celle produite par les réponses aux items, dans un temps amplifié, sans tenir compte de la succession des échecs, donc en menant le test jusqu'au bout. Wechsler suggère qu'en général, on permette au sujet de terminer un item même si le délai est expiré, ce en quoi- à tout seigneur tout honneur- il a raison et d'autant plus que le virtuel prendra en compte un dépassement trop long. Pour ma part, je préconise que les échecs dus seulement au dépassement du temps imparti, surtout lorsque ce temps n'a été dépassé que de quelques secondes, soient pris en considération dans l'évaluation qualitative de la cote pondérée.

RSG recommandaient d'aider les sujets qui échouent et d'établir l'importance de l'aide qu'a nécessitée l'incapacité du sujet à réussir, ce qui permettrait de décider que la faiblesse du rendement serait attribuable à *« l'inefficacité temporaire » ou à une détérioration de fond.* Ceci reste très discutable, mais pas sur un point protocolaire, car cette attitude du psychologue implique une cristallisation transférentielle dont on ne connaîtra plus l'impact par la suite. L'asservissement de certaines personnes rigidifiées par une rétrogression impérieuse, marquera la conduite, en suscitant chez le psychologue, une sollicitude de très mauvais aloi. Je préfère à cela, et de très loin, le psychologue qui présente l'épreuve de la manière la plus neutre et non distante, tout en assurant le travail jusqu'au bout des épreuves, afin d'obtenir un score virtuel.

Cotation

Pour la note réelle, on suivra les indications du manuel. Les critères d'arrêt sont fictifs, mais indispensables pour calculer la note réelle. Dans la correction quantitative réelle, on ne donne évidemment aucun point aux items qui ont nécessité de l'aide. On doit enquêter en cas d'échecs et plus précisément dans le cas de résultats erronés pour voir s'ils viennent d'inefficacité temporaire ou d'une erreur de principe.

En ce qui concerne les cotations, pour les cotations réelles, on suit la cotation du manuel, on reporte donc mot à mot la réponse du sujet et le temps qu'il a mis pour répondre, ce quel que soit le temps réel ou le temps virtuel puisqu'on fait passer l'épreuve jusqu'au bout du temps virtuel. On cotera toujours le moment où le sujet atteint le temps réel. On accorde un point si la quantité numérique est correcte même si l'unité n'est pas précisée. De la même façon, on accorde un point si le sujet se corrige spontanément à condition qu'il donne sa réponse dans la limite de temps accordée. La note virtuelle est accordée pour une bonne réponse dans le temps virtuel.

La note virtuelle

Pour les six premiers items, le temps limite passe à 30 secondes. Pour les items 7, 8, 9, 10 et 11, le temps limite passera à 45 secondes. Pourquoi plutôt que doublé ? Tout simplement parce que le temps d'appréhension d'une image mentale en fonction des pathologies varie, mais il ne dépasse jamais, dans mon expérience, 25 à 30 secondes ainsi que le temps d'accès au lexique. Et comme nous faisons passer la totalité de l'épreuve, il n'est pas besoin d'augmenter un temps au-delà de ce qui est nécessaire. Jusqu'à l'item 11, les items donc auront un temps virtuel de 45s. En ce qui concerne les items 12 à 19, on gardera la même marge virtuelle pour les mêmes raisons décrites plus haut, soit quinze secondes de plus. En ce qui concerne l'item 20, on gardera aussi la même marge soit quinze secondes de plus.

En résumé, *le temps réel* pour les items **de 1 à 6 inclus** est de 15 secondes et *le temps virtuel* de 30. Pour les items **7 à 11**, *le temps réel* est de 30s et *le temps virtuel* de 45s. Pour les items **12 à 19**, *le temps réel* est de 75s et *le temps virtuel* de 90s. Pour l'item **20**, *le temps réel* est de 120s et *le temps virtuel* de 135s. La note virtuelle est accordée si le sujet donne la bonne réponse dans le temps virtuel sans bonification, bien entendu.

Interprétation du score virtuel

Notons que lorsque le score réel est identique au score virtuel, on peut se trouver devant plusieurs possibilités, soit le sujet a répondu correctement partout, soit il a mal répondu. Dans tous les cas, la question se pose de savoir si le score virtuel améliore ou non les performances.

1) Le score virtuel *n'améliore pas* des mauvaises performances. Le temps virtuel n'a donc pas été exploité, l'inhibition n'est pas levée. L'habituation ne réduit donc pas l'anxiété, ce qui est une manifestation de la pression de l'Idéal du moi et de l'angoisse narcissique.

2) Le score virtuel est supérieur au score réel. Deux cas sont alors possibles. Le premier cas : le score réel est moyen, élevé, et il y a une amélioration. Il y a très peu de chances qu'on puisse obtenir une lecture clinique précise qui apporte quelque chose de plus à un score moyen élevé. Le deuxième cas : le score réel médiocre a été obtenu dans les items 1 à 11. Le profil

virtuel va nous renseigner sur des capacités inhibitrices qui se sont produites à un certain âge (âge auquel les scores entre l'item 7 et l'item 11 étaient normaux). En d'autres termes, comme les temps virtuels ne sont pas répartis de manière uniforme dans les items, une amélioration se présentera à ce niveau-là indiquant une lacune inhibitrice, ce qui veut dire que le sujet réagit beaucoup mieux aux items difficiles qu'aux items moyens, ce qui est typique d'un développement lacunaire.

3) Le profil virtuel est *très supérieur* au profil réel, ce qui indique la peur des situations nouvelles, l'inadaptation à une situation nouvelle, et la progression des performances par l'apprentissage, donc la capacité d'autoplastie. *D'une manière générale, une amélioration des scores en Arithmétique au profil virtuel rend compte de capacités autoplastiques.*

Les items

L'analyse consisterait ici en une décomposition des propositions assertives qui émergent dans chaque problème. La présentation des items étant impossible, cette analyse ne peut être présentée de manière pertinente et je me borne donc à indiquer les catégories d'items. Ils se répartissent en trois groupes :

Items faciles : 1, 2, 3, 4, 5, 6, 9, 10, 16
Items intermédiaires : 7, 14, 15, 17
Items difficiles : 8, 12, 13, 18, 19, 20

Interprétation clinique

Il arrive assez fréquemment que des pédagogues infèrent une intelligence à partir d'un score à l'épreuve d'Arithmétique. Ce comportement n'a aucune valeur argumentaire et reste purement tautologique. Les corrélations avec le test de Similitudes varient avec l'âge et sont généralement plus élevées pour les individus plus âgés que pour les plus jeunes. Bien que la corrélation du test avec l'échelle complète augmente avec l'âge, les notes au test décroissent considérablement en valeur absolue avec l'âge. Ici encore, le test d'Arithmétique occupe une position intermédiaire. Il ne décroît pas aussi rapidement avec l'âge que le Performal ou Mémoire des chiffres, mais ne tient pas aussi bien que les tests de Vocabulaire, d'Information ou de Compréhension. Cela qui s'explique très simplement par les sollicitations de ces domaines au quotidien.

Cependant, les calculs mathématiques rendent compte des possibilités d'intégrer à minima un ordre symbolique, mais l'éducabilité d'un sujet n'est certainement pas à retrouver au sein des capacités mathématiques.

Il me faut apporter une précision. L'Arithmétique suppose l'utilisation de règles métonymiquement représentatives d'un système symbolique. Mais elle est aussi *la capacité de mesure, par la mentalisation qu'elle suppose, du retrait du monde*. La preuve en est que les personnes schizoïdes réussissent souvent très bien ce test. La combinaison[57] des notes à Arithmétique et Similitudes fournit fréquemment une estimation précise de la réussite scolaire du sujet. L'Arithmétique devient facilement un test d'épreuve narcissique et très vite se révèlent les défenses de cette catégorie. De plus, avec le temps, le subtest devient une excellente mesure de l'attention et de la concentration.

Le langage mathématique engage une condensation de séries sémantiques différentes, se cristallisant autour de mêmes signifiants, de mêmes représentations, par exemple, les nombres. Solliciter la personne sur le plan arithmétique, c'est la solliciter sur un exercice présupposé commun. Ainsi, c'est bien parce que nous présupposons l'autre capable d'entendre ce que nous avons à lui demander dans l'exercice d'Arithmétique, et qu'il entend bien la même chose, que nous posons cet exercice.

Diagnostiquer l'éducabilité du sujet d'après les notes obtenues à ce test, spécialement quand elles sont confirmées par celles obtenues au test d'Information n'est ici possible qu'au re-

---

[57] *Ambitus-index.*

gard d'Arrangement d'images et d'Assemblage d'objets. Un autre point est qu'une fois le Socius utilisé par l'intégration de la consigne, la personne doit travailler sur les représentations mentales. Nous verrons que ce facteur aussi est présent dans le Code. Il y a un intérêt clinique à comparer les deux niveaux. En effet, si nous avons à faire à quelqu'un qui travaille sur le Code avec un score très élevé par rapport à l'opération Arithmétique, nous savons que cette personne présente un degré d'adaptation sociale plus important qu'avec un résultat inverse.

On assiste ainsi à une contradiction, un antagonisme entre d'un côté le développement sexuel libidinal qui va vers « un plus un égal trois » et de l'autre une opération mathématique qui est fondée sur le maintien préœdipien de « un plus un égal deux ». Sans parler bien sûr de la représentation mathématique de la psychose qui dit « un plus un égal un ». Ce sont les trois opérations mathématiques que je donnerais pour représenter l'état de la psychose, l'état génital et prégénital[58]. Il n'y a pas de génération dans « le un plus un », seules les entités sont conservées. Une matrice existe, mais qui est une matrice distributive, reproductive et non procréative.

Au registre de l'Œdipe, qui est la transmission-filiation même, l'arithmétique échoue à maintenir un discours générationnel (1 + 1 = 3). On comprend pourquoi le caractère obsessionnel affectionne l'arithmétique. Dans ce registre, la théorie sexuelle vient présider à l'organisation Arithmétique et le test de l'épreuve Arithmétique est très important de ce point de vue. En effet, l'arithmétique ne peut pas être au registre œdipien pour la raison qu'elle porte sur des catégories identiques. *L'arithmétique est ainsi une tautologie en déploiement.* On avait pourtant un prototype que la science de la nature a inventé, un modèle qui est justement œdipien. Ce modèle à l'origine, c'est la chimie. La chimie prend un élément, elle s'additionne à un élément différent et fabrique un troisième élément, mais il n'y a

---

[58] *J'ai décrit cet aspect dans le chapitre sur les Similitudes.*

pas d'épreuve mentale basée sur la chimie, du moins à ma connaissance.

En même temps, l'épreuve même d'Arithmétique sollicite le sujet à travailler avec des représentations.

Dans le sous-test Arithmétique, comme dans Complètement d'images, le sujet a tous les éléments nécessaires dès que les chiffres en question sont mentionnés, mais le Complètement est à lire en négatif, car le stimulus est toujours présent.

La supposition psychométrique habituelle est qu'Arithmétique est un bon test de « g » ainsi qu'un bon test de concentration et d'attention. C'est à ce titre que le recours à des schèmes opérationnels définit un processus, la concentration. La mémoire expérientielle est, elle aussi, sollicitée, par l'apport des outils antécédents. L'Arithmétique ne rend pas compte des capacités de calculs, mais des capacités de concentration mentale. Elle renseigne sur les arrêts des opérations de mentalisation, les capacités d'assimilation du sujet, et ce, dès son développement. Si une perturbation vient infléchir, par la rétrogression, l'opération mentale, seul le recours au score virtuel pourra nous renseigner sur les possibilités autothérapeutiques du sujet. La concentration intervient dans chacun des sous-tests aussitôt qu'apparaît une absence de l'évidence même. Le sous-test Arithmétique serait le test de concentration par excellence. Mais, s'il est clair que les mathématiques sont une des formes de la pensée abstraite, le test est loin de rendre compte de cet aspect.

Profils diagnostiques

Les *schizophrènes*, dans des phases importantes de retrait, obtiennent des notes absolues plus faibles à Arithmétique que les névrosés et ont même tendance à avoir des cotes plus faibles à Arithmétique (concentration) qu'à Mémoire de chiffres (attention). Ce point a été constaté tout au long de mes années de pratique et je considère que le rapport Arithmétique/Mémoire des chiffres doit toujours attirer l'attention :

Si Arithmétique est très inférieur à Mémoire des chiffres, cela indique, en cas de *psychose*, la *manie* comme mode de décompensation. L'inverse indique la *névrose* (zone A2, A3/2). En tout état de cause, on aura soin d'interpréter Arithmétique en relation à Mémoire des chiffres puis de traiter ce couple en rapport avec Code (pour l'intégration de données), Complètement d'images et Symboles.

Ce rapport est important au point qu'un écart de 3 points standard réel en zone médiane et en défaveur de l'Arithmétique est à soi seul une levée du doute entre névrose et psychose. En effet, la névrose rassemble les facteurs par genre symbolique[59].

Les *schizophrènes détériorés et les psychotiques dépressifs* présentent des échecs aux items faciles et médians.

On aura :

— Arithmétique << Mémoire des chiffres[60]

— Arithmétique <<< Vocabulaire (six points standards en général)

— Ambitus-index < 100

— Ambitus-ratio > 0,020

— Un Ambitus-index (Arithmétique/Code) inférieur à 100 et un Ambitus-ratio supérieur à 0,025 indiquent un repli.

Les *normaux schizoïdes* ont tendance à mieux réussir à Arithmétique que les personnes non schizoïdes.

Les *intellectualisants* (névrosés obsessifs et préschizophrènes présentant de l'hyperidéation, par exemple) obtiennent aussi des notes relativement élevées, la concentration étant favorisée et développée. Ceci s'accompagne d'un échec relatif à Mémoire des chiffres.

---

[59] *Le rapprochement des subtests par l'analyse factorielle et leur synergie par facteur, en d'autres termes des profils qui correspondent à l'analyse factorielle, relève de la projection névrotique, type mental qui préside à toute recherche.*

[60] *Plus l'Ambitus-index est loin de 100 et l'Ambitus-ratio supérieur à 0,02, plus la discordance, voire la pathologie, est grande.*

Une perturbation dans un énoncé multiforme est l'indice d'une *hystérie*. L'extratensivité est toujours plus perturbée par des informations multicanales que par un seul canal[61].

Conclusion

L'Arithmétique, test d'épreuve narcissique et bonne mesure de l'intention phénoménologique constitue également le test de concentration par excellence.

Les items proposés mettent en jeu la capacité identificatoire du sujet sur un mode introjectif ainsi que sa capacité à utiliser le Socius.

---

[61] *Voir à ce propos les travaux sur la variation contingente négative de Jacques Paty et son équipe.*

MEMOIRE DES CHIFFRES

Présentation historique

Le test de Mémoire des chiffres figurait déjà dans le test de Binet. Rapaport, Schafer, Gill, dans leur ouvrage publié aux USA, le présentent comme un test d'attention et de concentration.

Wechsler considère que le test est très facile à administrer et facile à noter, mais qu'il est un médiocre test d'intelligence[62], certainement par sa très faible corrélation avec les tests d'intelligence : environ .55, avec une corrélation plus forte à l'adolescence qu'à la maturité, ce qui montre son implication dans les fonctions d'apprentissage. Ces remarques sur les corrélations sont valables tant aujourd'hui qu'en 1939. C'est, s'il en fallait la démonstration, la preuve de la très forte stabilité structurelle du test. Cependant, Wechsler se demandait si cette épreuve ne devait pas être utilisée à part.

---

62 On notera ici les arguments de type boustrophédon, dans lesquels il n'est plus possible de distinguer une causalité quelconque puisqu'on ne connaît pas vraiment l'essence d'un test d'intelligence.

Le test actuel

Le nombre d'items a augmenté pour la WAIS-III.

Comparaison des versions R et III

Les sept items de Mémoire des chiffres en ordre direct ainsi que les 7 items de Mémoire des chiffres en ordre inverse ont été repris de la WAIS-R.

Les règles d'administration et de cotation sont identiques pour les 2 WAIS.

Pour la série de chiffres en ordre direct, un item à 2 chiffres a été ajouté (item 1 dans la WAIS-III) pour augmenter l'étendue du subtest vers le bas. Pour la série de chiffres en ordre inverse, on note une modification au niveau de l'item 1-essai 2 : on passe de 5-8 à 5-7.

De manière générale, il n'y a pas d'autres différences.

Passation

Ici aussi je conseille pour le virtuel, de faire passer l'épreuve jusqu'au bout, même si les erreurs se poursuivent, et ce, afin de repérer d'éventuelles persévérations, des schèmes symboliques qu'utiliseraient les sujets. En cas de bonne participation du sujet à l'épreuve, le psychologue pourra recueillir des éléments précieux sur les modalités de rétention, les stratégies opérées, etc.

Cotation

Pour la cotation réelle, on appliquera bien évidemment les consignes du manuel. Pour la note virtuelle, voir ci-dessous.

La note virtuelle

On fait passer le test depuis le premier subtest donc en ordre direct (essai 1 de l'item 1). En ce qui concerne la cotation, on l'applique normalement et l'on arrête la cotation réelle après l'échec aux deux essais d'un même item. Mais, au lieu de faire passer les chiffres en ordre inverse après l'échec aux deux essais, on continue le test jusqu'au bout. Les huit items se donnent donc dans l'ordre et chacun des items a deux essais. On ne s'arrête jamais à un échec. On peut constater d'ailleurs assez facilement que des personnes réussissent à l'essai 2 après avoir échoué à l'essai 1 ou bien réussissent l'essai 1, mais pas l'essai 2. Ce que je veux signifier est que la différence de 1 point, c'est-à-dire d'un stimulus, ne suffit pas à justifier l'arrêt de l'épreuve pour la raison qu'on ne peut pas induire l'échec total à partir de deux échecs, la succession des deux échecs étant invalidée par la réussite à l'un ou l'autre des essais ultérieurs. Ce qui importe donc, c'est de noter que le travail cognitif sollicité à ce moment-là est loin d'expliquer à soi seul les performances psychologiques du sujet.

Les travaux des Américains dont la synthèse a été effectuée par Schafer, Gill et Rapaport[63] indiquent que le test de Mémoire des chiffres est très sensible à l'anxiété[64]. En conséquence, l'augmentation d'un chiffre dans le test de Mémoire des chiffres sollicite l'adaptation[65] du sujet à une situation nouvelle[66]. Nous sommes donc devant au moins deux paramètres psychodynamiques qui suffisent à expliquer qu'on ne peut pas

---

[63] *Il n'y a pas eu, selon moi, de choses nouvelles sur ce point. Ce, pour ce qui concerne les publications de langue française jusqu'en 2006.*

[64] *Comme Arrangements d'images.*

[65] *Il s'agit bien évidemment d'une adaptation au sens de rééquilibrage des « capacités ». Sur le plan psychique, il peut s'agir d'une réduction de l'angoisse de castration.*

[66] *Cliniquement, j'ai maintes fois rencontré une synergie de succès ou d'échec au Stroop Color et à l'épreuve de Mémoire des chiffres. Mais, je n'ai aucun chiffre à avancer pour ceux qui les appelleraient.*

s'arrêter après deux échecs consécutifs. Nous savons par expérience que dans les épreuves projectives, on trouve une conduite psychique qui s'appelle la rétrogression et une autre conduite, plus exactement un effet psychique qui est le choc retard au Rorschach. C'est en rapprochant ces deux composants qu'on peut aussi justifier le fait qu'on ne peut pas arrêter après deux échecs. Pour le premier cas, la *rétrogression* est par définition une situation qui se récupère et l'on peut fort bien sans risque supposer qu'elle persiste sur deux items qui ont la même longueur de stress et qu'une fois la réadaptabilité mise en place, le sujet est capable de succès. Le deuxième argument c'est le *choc retard :* la lutte contre l'anxiété devant les situations nouvelles entraîne une chute de l'efficience puis une récupération ultérieure[67].

Considérant pour ma part que l'épreuve est effectivement une épreuve d'anxiété et d'adaptabilité à l'anxiété, on fera extrêmement attention à l'écart qui existe entre les profils virtuels et les profils réels, en les rapprochant si possible, c'est-à-dire en essayant de les coter de telle manière qu'on puisse repérer si c'est l'essai 1 ou l'essai 2 qui prévaut.

Interprétation du score virtuel

Toute amélioration au score virtuel est à interpréter dans le sens rétrogressif comme les propositions d'interprétation viennent d'être faites.

Interprétation clinique

Il semblerait que ce test soit sensible aux variations de l'attention, comme à la capacité de solliciter les fonctions de conscience. On oublie trop que l'absence, le trouble de la pen-

---

[67] Encore très récemment, j'ai vu un score passer de 1 à 10 à la Séquence Lettres-Chiffres et de 1 à 9 à Mémoire des chiffres, ce après que la psychologue eut consacré quelques minutes à détendre l'atmosphère !

sée accompagnent leur action d'un infléchissement de la mémoire.

La faible corrélation du subtest ne l'élimine pas de l'échelle par les renseignements que le subtest apporte selon Wechsler sur les niveaux inférieurs. L'empan mnésique est, on le sait, limité. En ordre direct, il semble que neuf ou dix chiffres soient un maximum. Certaines personnes arrivent à douze. L'échelle de ce subtest, peu ample, implique que le sujet avance par des paliers de difficultés qui ne sont pas équivalents. L'échelle suppose, vers le haut, un effort considérable et qui n'est guère pris en compte dans la cotation.

En général, Mémoire des chiffres et Code évoluent dans le même sens et contrairement à ce que l'on pourrait penser, l'Arithmétique et la Mémoire ne vont pas dans le même sens. Le test de Mémoire de chiffres est un test assez éloigné de la mémoire sémantique.

Bien sûr, la capacité mnésique n'est pas seule en cause. Bien évidemment, les chiffres eux-mêmes ont une signification pour chacun d'entre nous et c'est là un biais important de cette épreuve si on la traite uniquement sur un plan mnésique.

La Mémoire des chiffres est d'abord une épreuve *d'attention et de discrimination, puis une épreuve d'anxiété.* Le sujet doit faire accorder un stimulus à une représentation comme en l'occurrence un chiffre. Cette représentation du chiffre ne vient, on le sait, que tardivement dans le développement et même si actuellement les enfants sont confrontés à ce jeu dès la maternelle, il faut relever que la capacité d'imitation différée chez l'enfant risque sérieusement de duper les pédagogues. Les thérapeutes d'enfants assistent aux effets de cette manie pédagogique notamment avec l'explosion des positions compulsives. En bref, la Mémoire des chiffres convoque inévitablement cette époque d'apprentissage. C'est d'abord à cette opération que le sujet est confronté. Aussi les psychologues doivent-ils éviter de penser qu'ils ont d'abord affaire à une bonne mesure de la mémoire, même immédiate. Il faut relever que l'échelle de mémoire de Wechsler est beaucoup plus intéressante de ce point de vue et le psychologue ne manquera pas de s'y reporter. Schafer et Rapaport notaient déjà que la détérioration de la mémoire sur un plan clinique n'était pas toujours accompagnée d'un faible score à Mémoire des chiffres. De plus, les personnes lésées organiquement ne sont pas toujours touchées à ce subtest. De même, la Mémoire immédiate des chiffres n'est pas convergente avec le test d'Information qui lui aussi sollicite la mémoire, mais implicite.

Dans la même perspective, il faut souligner le recrutement de l'anxiété comme dans tous les subtests demandant une performance. Naguère, David Shakow[68] signalait que les paralytiques (au sens de paralytiques généraux) réussissaient mieux au test à l'envers qu'à l'endroit et ses observations le conduisent à considérer que l'épreuve, si elle sollicite l'anxiété est aussi une épreuve d'attention et d'apprentissage.

Dans cette épreuve, l'Idéal du Moi accomplit une grande pression comme par ailleurs dans le Code et aux Cubes. L'attention, si elle est orientée sur l'écoute, suppose tout de suite une focalisation qui a tendance par son électivité même à souligner l'application. Cette tendance est évidemment à l'opposé des névroses obsessionnelles. D'autres comportements cognitifs consistent à placer une signification au sein de la liste des chiffres. Les psychasthènes et les obsessifs peuvent se retrouver là avec l'hystérie.

Profils diagnostiques

La Mémoire des chiffres sera échouée (chute des notes relatives et absolues) avec l'*anxiété*, la *névrose* et la *dépression.*

La chute extrême est souvent *schizophrénique*, on doit dans ce cas se reporter à Information, Vocabulaire et Code qui, s'ils sont bons en note absolue, sont signes de bonne évolution. Au contraire, des notes relativement bonnes à Vocabulaire, Information et Code, mais faibles à Similitudes, laissent augurer une

---

[68] *Cité par Rapaport.*

détérioration psychique. Notons aussi que *des traitements à visée sédative ou neuroleptique façonnent les résultats et conduisent faussement le clinicien vers des interprétations complètement erronées*, ce d'autant plus si le test est *assimilé* à un test de mémoire. L'habituation au traitement entraîne une levée de la concentration, une augmentation de l'intention, au point que les mêmes items favorisent des résultats pouvant atteindre un score *quatre à cinq fois plus* élevé.

La *détérioration* et l'*organicité* seront indiquées par une note à l'ordre inverse très supérieure (>>) à la note à l'ordre direct.

Pour les *troubles du caractère*, l'ordre inverse est supérieur à l'ordre direct.

La Mémoire des chiffres inférieure au Vocabulaire[69] évoquera des *traits schizoïdes.*

Normalement, on s'attend à ce que pour Mémoire des chiffres et Arithmétique, l'Ambitus-ratio soit inférieur à 0,020. La *structure normale* ou *névrosée* donne presque toujours ***un score endroit supérieur à un score envers*** d'au moins un ou deux points.

Sera considéré comme discordant : Mémoire des chiffres << Arithmétique, indiquant un fléchissement de la pensée et une concentration supérieure à l'attention.

Une note standard inférieure à Vocabulaire[70] ou à la moyenne verbale[71] est un indice que l'anxiété n'est pas éliminée par la psychose, *si* le diagnostic est établi par ailleurs. Cela étant, l'usage des profils permettra de contredire parfois des diagnostics posés sur un plan comportemental. C'est ici, qu'une fois encore, un test n'est pas fait *pour confirmer ou infirmer* un diagnostic, mais pour rendre compte d'une vie mentale.

---

[69] *Bien sûr avec les tables des Ambitus-ratio.*

[70] *Toujours validée par l'Ambitus-index et l'Ambitus-ratio.*

[71] *Moyenne verbale standard (MV).*

Conclusion

Le score standard à l'endroit est attendu comme supérieur au score à l'inverse. On attend aussi que la valeur moyenne soit de dix. Par rapport au score verbal, la Mémoire des chiffres est la moins alignée sur le score, de même par rapport au score performal. Test d'attention et d'anxiété, on arrêtera de lire la Mémoire des chiffres comme un test de mémoire. Ce test se nommait à l'origine Répétition de chiffres. Il devrait reprendre son nom, ce qui éviterait pas mal d'erreurs d'interprétation.

CUBES

Présentation historique

Le test des Cubes de Kohs fut d'abord présenté comme une épreuve d'intelligence, dans une approche strictement liée à une conception en facteur G de l'intelligence.

Pour Wechsler, l'épreuve des Cubes de Kohs est un très bon test d'intelligence générale tant sur un plan qualitatif que quantitatif. Les citations dans la littérature scientifique ne manquent pas qui définissent les bonnes qualités du test. À l'époque où Wechsler construit son échelle, les Cubes avaient les meilleures corrélations avec le niveau global, à l'instar des tests Complètement d'images et Assemblage d'objets.

Le test original comprend sept items précédés de deux exemples. Les deux items de l'exemple et les quatre suivants ont quatre Cubes. Les deux items suivants, neufs cubes, les derniers, seize cubes. Chaque côté d'un Cube comporte les couleurs suivantes : bleu, blanc, rouge, jaune, bleu et jaune, rouge et blanc. Dans le test de Wechsler, seules les faces blanches et rouges sont utilisées. Le niveau d'Information fourni par la figure est bon au début puis se complexifie.

Le test actuel

Actuellement, le test utilise neuf Cubes de couleur rouge sur deux faces, blanche sur deux autres faces, et rouge et blanche sur les deux dernières. Le premier dessin utilise quatre Cubes, le dernier, neuf Cubes. Le départ du test est donné à l'item cinq.

Comparaison des versions R et III

La tâche demandée ainsi que le matériel utilisé sont identiques à la WAIS-R. Neuf items de la WAIS-R ont été conservés et cinq items ont été ajoutés (un difficile et quatre plus simples). Le carnet de stimuli est désormais plus grand afin de parer à d'éventuelles difficultés d'acuité visuelle.

Dans la WAIS-R, pour les 2 premiers items, le sujet a deux essais. On lui accorde 1 point s'il réussit au deuxième essai et 2 points s'il réussit dès le premier. Pour les items suivants, le sujet peut bénéficier de points de bonification en cas de réussite rapide et parfaite.

Dans la WAIS-III, l'examinateur procède de la même façon pour les items 5 et 6 que dans la WAIS-R pour les items 1 et 2. L'item 5 de la WAIS-III correspond à l'item 1 de la WAIS-R. Ainsi, dans la notation, on tient compte du fait qu'il y a deux essais pour les items 1 et 2 (WAIS-R) et les items 1 à 6 (WAIS-III).

Passation

La consigne que je donne est toujours la même, qui est de faire passer le test en entier dès le début, et ce, en garantissant la cotation telle qu'elle est définie dans le manuel. Deux raisons complémentaires sous-tendent cette consigne. La première (que l'on retrouve aussi dans d'autres subtests) est la comparaison corrélative des résultats aux échelles antérieures qui n'étaient pas structurées dans la consigne de la même manière. Il est donc souhaitable de bâtir des paramètres de lecture parallèle. La deuxième est que nous ne connaissons pas l'incidence de ce qui peut être lu par le sujet comme un échec souligné par le fait de remonter vers des stimuli plus faciles.

Pour la note réelle, on appliquera bien sûr le manuel.

Cotation

Dans le subtest, le sujet doit reproduire des dessins de deux couleurs avec des cubes. Dans sa réponse, il ne doit donc tenir compte que d'une seule surface. À ce propos, on notera que certains sujets cherchent à reproduire le stimulus compte tenu des faces latérales. Il est nécessaire de préciser au sujet qu'il ne doit tenir compte que des faces supérieures, il n'y a pas d'interprétation qualitative de cette tendance dynamique.

Le manuel stipule dans les consignes qu'à partir du dessin 6 jusqu'au dessin 14, le sujet doit reproduire les dessins présentés sur le carnet stimulus qui doit être placé la spirale face au sujet. Pour ma part, je considère qu'il est souhaitable de passer le plus vite possible au stimulus sous forme de cartons. On peut même penser faciliter cette passation en montrant au sujet à partir d'un exemple comment l'on passe des Cubes aux cartons par la représentation du dessin supérieur.

Une question n'a pas été résolue qui est celle de la présentation des Cubes à partir du modèle antécédent. Je conseille donc de préparer le modèle des Cubes en le cachant au sujet et en le dévoilant une fois constitué et ce en gardant strictement la même méthode. La disposition des Cubes doit respecter toujours le même principe. Le manuel stipule qu'une seule face rouge/blanche soit visible pour le stimulus à quatre Cubes et trois faces rouge/blanche pour un stimulus à neuf Cubes. Cette précaution est inutile si elle ne s'accompagne pas d'une autre qui est le rapport de contiguïté et de structure. Le psychologue veillera donc à opter pour une modalité de présentation et la respecter. Pour ma part, j'ai soit laissé les Cubes dans leur disposition précédant le nouveau stimulus, soit mélangé les Cubes au hasard (ce qui facilite l'éclatement de structure) en les mélangeant dans une boîte. La deuxième solution s'en remet aux probabilités, la première met au jour des phénomènes de persévération et de contamination. Mais ceux-ci peuvent apparaître ailleurs, ce qui fait qu'en dernier ressort, je conseille le mélange. Enfin, l'utilisation d'un grand buvard évitera tout glissement intempestif.

En ce qui concerne la rotation, il est indiqué qu'une rotation de l'assemblage des Cubes de 30° ou plus est considérée comme un échec. On peut garder cette notation négative. Je voudrais rappeler que dans les Cubes, il y a toujours un effet d'oblique pour les figures qui sont présentées en oblique et nous tiendrons compte de ça. Toute rotation inférieure à 25° est correcte.

La note virtuelle

On suivra le reste du manuel avec la rigueur qui convient, mais dans le cas où aucun des stimuli n'a entraîné de réponses positives dans le temps limite, on poursuivra en doublant le temps, sans l'indiquer au sujet et l'on cotera la note de réussite dans le temps cette fois-ci virtuelle comme étant un score virtuel.

On fait passer la totalité du subtest en commençant par le dessin 1. On note le temps après trois échecs consécutifs tout en poursuivant la passation.

À l'item 1, on a un temps limite de 30 secondes. Il n'y a pas de bonification. Si la personne réussit dans un temps inférieur à 30 secondes, on lui donne la réussite, s'il ne réussit pas on passe à l'essai numéro 2, puisqu'il y a deux essais à l'item 1. À l'essai n° 2, on ne modifie pas le temps. Comme il y a deux essais, on ne touche pas à l'augmentation du temps. Puis, qu'il y ait échec ou pas, on passe au dessin n° 2. La note virtuelle considère les deux essais comme identiques, donc deux points virtuels sont accordés en cas de réussite à l'essai 2. Cette technique est la même pour tous les items comprenant deux essais.

On accordera toujours au deuxième essai, en cas de réussite, la note maximale qui est accordée en cas de réussite au premier essai.

Aux dessins n° 7 à 9, il y a 60 secondes pour un seul essai, 120 secondes pour le dessin 10 à 14. La note virtuelle cote alors les items en accordant un temps supplémentaire de 60 secondes pour les items 7 à 14, puis en cotant à *quatre points* en cas de réussite. La note virtuelle totale maximale est de 40 points bruts.

Interprétation du score virtuel

L'interprétation d'un score amélioré au virtuel s'appuie sur la lenteur idéomotrice, c'est-à-dire sur le ralentissement dépressif. Il faut pour avoir une idée claire du sujet, s'appuyer sur ce que je décris plus bas sur la signification clinique des Cubes.

Les items

Les items ne présentent pas tous la même difficulté, voici la classification d'origine :

Items faciles : 1, 3, 5

Items difficiles : 2, 4, 6

Item intermédiaire : 7

On considérera que la difficulté augmente au fur et à mesure que les éléments perdent leur indépendance pour se fondre en une gestalt. Autrement dit, la classification tient compte du fait que l'analyse peut se faire suivant les lignes séparatives ou en absence totale de séparation.

Chaque stimulus des Cubes est décomposé selon deux axes. *Un axe imposé par l'organisation même de la forme et un axe imposé par le mode analytique du sujet.* La reconstruction de l'image procède d'une juste adéquation entre l'analyse et la synthèse. Or, les deux ne se représentent pas. Tout se passe comme si la production (la performance) était la résultante de ces deux opérations ou bien encore l'intersection voire la discrépance de deux ensembles perceptifs.

Le classement des items proposé est le suivant :

Facile - Schème horizontal

Facile - Schème horizontal

Facile - Schème horizontal

Facile - Schème horizontal

Facile - Schème horizontal

Facile - Schème horizontal

Moyen - Schème diagonal (première difficulté pour la psychose) - Limite de 14 points bruts soit un point standard

Moyen et difficile - Structure en croix et oblique

Moyen - Schème vertical

Moyen - Schème en moyeu (2e limite de la psychose)

Difficile - Schème oblique (2e limite de la psychose : entre 8 et 10 points)

Difficile - Schème en étoile

Difficile - Schème oblique horizontal

Difficile - Schème vertical

Le classement par ordre de difficulté est donc le suivant :

1, 2, 3, 4, 5, 6, 7, 8, 9, 10, 11, 13, 12, 14.

Interprétation clinique

Les Cubes ont une variabilité assez faible et des scores de fidélité très bons. Ils apparaissent dans des épreuves strictement performales tels le Grace Arthur et le KLT. Une épreuve sophistiquée, mais apparentée est celle des pochoirs. Les Cubes sont assez peu corrélés avec le reste de l'épreuve, mais fortement avec l'ensemble de l'échelle.

Tel qu'il est conçu, le test est nécessairement un test d'observation et d'analyse. Il est donc sensible à l'atteinte organique. Les malades, à l'époque de Wechsler, qui présentaient des lésions du lobe frontal accusaient des troubles lors de l'exécution des tâches. Les Cubes vont donc nous renseigner sur les organicités et sur les troubles cognitifs. Mais les stratégies développées aux Cubes dépendent non pas tant de la projection du corps que surtout de l'organisation interne du percept. Aussi ne sont-ils pas à eux seuls pathognomoniques.

De plus, Wechsler indique dans *La mesure de l'intelligence de l'adulte* que les Cubes constituent un des meilleurs tests que nous avons pour révéler toutes perturbations aussi bien anciennes que récentes de la perception. La vitesse de réussite dépend aussi de la capacité de décomposition des formes du sujet. Or, il faut noter ici qu'un point à relever est l'impact de la couleur sur le sujet et un autre est la part sémiotique de l'analyse de la forme. Sur le plan de la lecture de la forme, elle correspond à un décodage de la forme prégnante, c'est-à-dire la reproduction du modèle cartonné avec les Cubes. Elle regroupe donc l'analyse par la décomposition et la synthèse, par la construction de l'assemblage. La lecture de la forme peut se retrouver et se catégoriser dans les schèmes de lecture que nous décrirons. En 2001, Corinne Dubourg a travaillé sur les différents types d'organisation des Cubes ainsi que sur leurs lectures. Elle a relevé plusieurs schèmes dans l'organisation des Cubes. Un schème horizontal, que nous trouvons dans les dessins 1, 2 et 5 ; un schème diagonal dans le dessin 4 [72]etc. Il apparaît que les sujets *reproduisent* la décomposition dans la recomposition. *Ce qui bien évidemment implique que les Cubes, outre la distinction perceptive des couleurs, fait également appel à la structuration spatiale, à la latéralisation et aux capacités d'orientation.*

Les recherches en orientation spatiale montrent qu'il existe un effet d'oblique. C'est-à-dire que l'obliquité d'une forme a tendance à être redressée, verticalisée, allant dans le

---

[72] *Cette analyse a permis de dégager des formes prégnantes des schèmes spatiaux et de lecture. Les psychotiques ont une persistance de décomposition du percept entre schèmes verticaux et horizontaux.*

sens de la projection du corps. L'orientation de la tâche a, ainsi, des effets sur les performances à partir du moment où l'orientation générale dépasse 20 degrés. L'échec aux items pour ces seules raisons est l'indice d'un point de fixation du développement perceptif qui sera à interpréter comme un échec de la rétrogression à des fins adaptatives. En effet, il s'agit de rétrogression, car l'oblique est justement une expérience ancienne : obliquité de la tête, obliquité du port corporel du bébé, oblique de la présentation de la gestalt humaine pour le bébé lorsque celui-ci est porté aux bras.

En plus de l'orientation et d'une latéralisation nécessaires à l'exécution de la tâche, la fonction sémiotique de la Gestalt n'est pas négligeable et il serait intéressant de relier en un même travail, la décomposition de la figure, l'attribution sémiotique et le niveau de traitement psycholinguistique. Ainsi, on relèvera qu'il existe huit schèmes de lecture des Cubes qui seront détaillés. En effet, la lecture des Cubes est à mettre en relation avec la structure de l'écrit ou la structure graphique. J'ai distingué par ailleurs, dans les structures des tableaux collage, une organisation qui permet de rendre compte des Cubes, à savoir la structure en spirale, la structure en boustrophédon, la structure latine, la structure hiéroglyphique, la structure orientale, ces structures regroupant la majeure partie, sinon la totalité de toutes les formes graphiques et d'écritures du monde.

L'assemblage des Cubes est une épreuve de performance rendant également compte du *niveau de formation de concept.* On pourra aussi distinguer des grandes catégories de sujets. On trouve des sujets chez qui *l'analyse domine* et dont l'expérience sensori-motrice n'est pas à la hauteur de la décomposition structurelle. Ces sujets, pourtant efficaces, manifestent leurs doutes sur le plan corporel, exprimant la plupart du temps les mécanismes transférentiels névrotiques[73]. C'est souvent dans l'épreuve de performance que se manifestera le rapport à la concurrence, au défi, à la soumission. Mais cette non-

---

[73] *Ils ont un score relatif plus élevé en Compréhension.*

adéquation relèvera toujours en dernier ressort d'une situation qui est qu'il y a un observateur et un observé, c'est-à-dire une situation contraignante replaçant le sujet dans la position infantile, laquelle n'est pas en jeu lorsqu'il s'agit de sélection par exemple. D'autres personnes appréhendent l'épreuve *par le biais de l'action motrice* et sont capables d'un rendement tout à fait satisfaisant qui les conduit fréquemment à des surcotes aux premiers items. Par la suite, ils présentent des difficultés, notamment lorsque les items de neuf Cubes sont abordés. Ces personnes commencent souvent au hasard. D'autres réussissent très rapidement parce qu'elles ont une approche suffisante tant sur le plan de l'organisation visuelle que sur celui de la décomposition de l'image à partir des éléments de structure que sont les Cubes.

De plus, il est évident que les Cubes sollicitent une coordination visuomotrice. De ce point de vue, *le test est à traiter en même temps qu'Assemblage d'objets et Code.* L'Assemblage d'objets vise la décomposition à partir d'une image mentale. Voici une description différentielle rapide : dans l'Assemblage d'objets, les pièces différentes sont déterminées à l'avance et à regrouper selon un schème, un immobilisme des représentations est donc présenté au sujet. L'organisation de présentation des séries est syntagmatique tandis que la lecture est métonymique et paradigmatique. Cette caractéristique syntagmatique se retrouve dans la présentation d'Arrangement d'images au sein de laquelle la narrativité est convoquée. Dans les Cubes, la lecture est syntagmatique puis paradigmatique. Les Cubes sont une représentation réelle du contrôle gestuel et de son auto régulation extrapyramidale, si tant est que l'on puisse rapprocher la décomposition de son rendu à l'épreuve lors de la performance. L'Assemblage d'objets et les Cubes sont aussi liés par une construction qui relève de la construction des langues anciennes et des langues plus récentes. Les premières sont caractérisées par la parataxe, les secondes par la syntaxe. L'interchangeabilité est présente dans les Cubes, absente dans l'Assemblage d'objets. La latéralisation qui relève de l'ordonnancement projectif corporel, ce dans toutes les fonctions humaines, est à l'œuvre différemment. Sans continuer la comparaison entre les deux épreuves, signalons que les Cubes sollicitent les opérations géométriques symétriques, c'est-à-dire les orientations, les praxis mais et surtout la fonction abstraite de déstructuration telle que je les ai indiquées comme obéissant aussi aux lois du langage au sens où celui-ci renvoie aussi à l'ordre de la psyché.

Enfin, sur un plan cognitif, il faudra toujours mettre en rapport les Cubes avec le Complètement d'images et l'Assemblage d'objets afin d'appréhender la synergie de la capacité du sujet à faire preuve d'une saisie suffisante de la réalité tangible.

De plus, Cubes, Arrangement d'images et Assemblage d'objets mettent en jeu les capacités qui unissent l'intelligence sensori-motrice et concrète à l'intelligence conceptuelle. On accordera toujours beaucoup d'attention à la place des notes standards de cette triade au sein de la WAIS[74]. Quant à Cubes, Complètement d'images et Assemblage d'objets, ils recrutent non seulement l'interprétation gestaltiste qui relève de la projection topologique du corps, mais aussi la construction unifiante et unifiée de toute image mentale liée à une représentation concrète. On comprendra mieux la structure interne des Cubes si l'on se réfère aux signes de lecture[75] qui sont donnés dans les différentes modalités d'analyse du Cube. Le clinicien aura à l'esprit qu'on ne pourra parler de développement harmonieux sans que *cette triade soit au moins au niveau absolu moyen.*

À la différence de Complètement d'images ou d'Assemblage d'objets, les Cubes requièrent la capacité à maintenir la forme décomposée et entière dans le présent. Ainsi, la forme au Complètement d'images ne subit pas de modification dynamique. Le stimulus est stable. Aussi la présentification aux cubes est un excellent indice de l'intention du sujet[76]. Ces trou-

---

[74] *Cette recommandation est constamment reprise sur cinquante années d'écrits sur le sujet.*

[75] *Voir plus haut.*

[76] *Au sens phénoménologique, je le rappelle.*

bles de l'intention sont en rapport avec un retrait plus ou moins important du monde. Ainsi, certaines psychoses réussissent très bien aux Cubes, d'autres non, comme les schizophrènes à forme fruste. De plus, le morcellement de la forme n'est pas sans éveiller les angoisses d'implosion. Le Cube sollicite aussi un *rapport à la temporalité* parce qu'il y a analyse. En ce qui concerne les Cubes, l'éclatement ne concerne que la forme. Et il faut se souvenir ici que lorsque l'on parle des Cubes et de la représentation, tout cela est en référence à la construction conceptuelle de l'objet. Sans ce stade atteint, aucune déconstruction n'est possible. La construction mentale s'inscrit donc dans cette épreuve dans une synchronie, tandis que la construction mentale de formes géométriques complexes s'inscrit, elle, dans un autre temps qui n'est pas celui de la synchronie.

Le Cube présente un stimulus en surface que le sujet doit décomposer à l'aide d'éléments à trois dimensions, susceptibles de résoudre un problème à deux dimensions. La personne doit faire appel à sa mémoire pour utiliser efficacement les Cubes et solliciter une permanence objectale. Le Cube nous renseigne donc sur *le rapport que le sujet entretient à la prégnance de l'objet.* Les Cubes posent à l'appareil psychique la question du rapport qui existe entre l'objet libidinal total et l'objet libidinal partiel. Fragmenter l'objet, c'est non seulement utiliser la pulsion sadique orale, mais avoir recours à la capacité de retrouver l'objet libidinal une fois cet objet perdu dans les limbes.

Dans le même mouvement, il introduit la confrontation de l'image interne mentale à l'image maintenue dans la présentification – le Moi dans son tropisme perceptif maintient les caractéristiques de l'analyse plus ou moins bien opérée. De plus, copier un Cube ou autre chose c'est d'abord assimiler la forme de l'objet et la confronter à une image de l'objet. On a tort de penser que les Cubes sont extérieurs, il ne s'agit pas de la confrontation à une production externe. Il s'agit d'abord de l'assimilation des Cubes en image mentale puis de la confrontation de cette image mentale.

On voit dans les Cubes, comme dans l'Assemblage d'objets, combien il y a toute cette question de la mentalisation, du maintien de la représentation mentale à l'intérieur, des solutions trouvées à l'intérieur pour résoudre le problème posé par le petit carton avec le dessin. Seulement, il y a une différence avec l'Assemblage d'objets, c'est que les Cubes sollicitent la diachronie, c'est-à-dire la temporalité, tandis que l'Assemblage d'objets ne sollicite pas du tout la temporalité ni la diachronie, il sollicite l'immédiateté de l'accès à l'image interne. Et encore plus que les Cubes, l'Assemblage d'objets révèle le rapport à la dépressivité. L'échec aux Cubes bien sûr doit être lu comme un échec de la projection corporelle, mais il doit surtout être lu comme étant un trouble, *une perturbation du rapport que le sujet entretient au monde par le biais de la relation libidinale.* Les Cubes vont donc être « corrélés » avec la capacité de maintenir en suspend la représentation mentale et par conséquent sont fortement liés cliniquement avec l'Arithmétique.

Il est utile de garder à l'esprit que la temporalité est d'un ordre tout différent entre les Cubes et l'Assemblage d'objets. Les Cubes sollicitent le rapport entre la réalité subjective et la réalité objective, la résolution des problèmes sur un mode hallucinatoire ou sur un mode secondaire. Les Cubes nous renseignent sur les rapports et sur l'impact des processus primaires[77]. Aussi, il arrive que pour des personnes un cube vaille un autre cube. Il arrive aussi que l'on ait un rouge retourné pour deux rouges. Cette fonction synecdotique relève de la pensée magique, laquelle est ni plus ni moins que de la magie du signifiant.

---

[77] *Nous connaissons ces cas cliniques de personne qui résolvent les cubes de manière complètement aberrante et qui vous disent « c'est bon » parce qu'elles ont mis du rouge en haut…*

Profils diagnostiques

Les Cubes révèlent les positions dépressives (ils ne sont pas les seuls) et cette dépression voit sa qualité révélée par le type de solution utilisée.

Le signe de repère est le Vocabulaire.

Chez les *dépressifs psychotiques*, la note est très inférieure à la moyenne du performal, souvent l'Ambitus-index est inférieur à 100.

La *schizophrénie à son début* ne perturbe pas systématiquement ce test sauf chez les détériorés cognitifs. La réussite dans leur cas ne relève pas de processus analytiques. Dans la *schizophrénie* non complètement décompensée ou non détériorée, les Cubes sont très supérieurs à l'Assemblage d'objets.

Les *schizoïdes* ont souvent un virtuel supérieur au réel.

Un bon résultat à ce test fera *rejeter toute hypothèse de déficience*. Wechsler va jusqu'à indiquer que les réussites aux Cubes à elles seules suffisent à invalider l'hypothèse de *déficience cognitive*. Il faudra cependant rapprocher ces scores des Matrices et des Similitudes. Bien évidemment, l'atteinte fonctionnelle relevant de l'*organicité* invalide toujours les Cubes.

On comparera toujours ce test à l'Assemblage d'objets et, si l'on a des doutes sur les capacités de représentation mentale du sujet, à l'Arithmétique. La qualité sera déterminée par le Complètement d'images.

Conclusion

Se rappeler que Cubes, Complètement d'images et Assemblage d'objets sont synergiques. En général, lorsque Cubes augmente de 3 points standards, Arrangement d'images et Assemblage d'objets ont tendance à augmenter de 1,5 point à 2 points. En conséquence, Cubes, Arrangement et Assemblage d'objets doivent être à un point d'écart standard au plus. Si l'on veut éviter une zone discordante, l'Ambitus-index doit être supérieur à 100, le ratio inférieur à 0,02.

ARRANGEMENT D'IMAGES

Présentation historique

Constitué d'une série d'images, dont la structure renvoie parfois au récit iconographique, d'après Wechsler, ce subtest a été imaginé en premier lieu par Decroly qui était psychopédagogue, en 1914. En 1917, plusieurs séries d'images à arranger furent essayées comme *subtest* d'examen de groupe par les psychologues de l'armée américaine, mais ils ne résistèrent pas à l'épreuve ; un autre lot (les séries de *Foxy Grandpa)* fut en fin de compte incorporé dans l'Échelle de Performance de *V Army*. Néanmoins, ce subtest n'était pas employé très fréquemment. D'ailleurs, les autres tests du même genre n'ont pas joui d'une grande vogue aux États-Unis, peut-être à cause de la difficulté de leur donner une notation et aussi d'une difficulté liée au fait qu'il s'agissait d'abord de la confronter à un étalonnage de base qui ne fut jamais produit. Le test Arrangement d'images fait partie intégrante de tests de l'armée, il a été cependant souvent abandonné lors des constitutions de batterie de tests.

Les séries d'images choisies par Wechsler ont formé d'abord sept suites : trois ont été adaptées des *Army Group Examination* et quatre entièrement nouvelles ont été choisies dans des bandes dessinées connues comme *King* de Soglow, qui paraissaient régulièrement dans le magazine *New Yorker*. Les suites adaptées des *Army Group Tests* ont été entièrement redessinées, et dans certains cas, le contenu a été légèrement modifié. Wechsler a bâti le subtest en choisissant des bandes attrayantes. Il était vigilant sur ce point, cherchant aussi à ce que les différentes cultures puissent y répondre.

Le test actuel

Le test actuel comprend onze situations iconiques dont la recherche de solution est limitée par le temps. Il y a deux essais à l'item 1 puis le test est poursuivi à raison d'un essai par situation. Le test Arrangement d'images est classé neuvième sur douze, du point de vue de la stabilité. On peut s'attendre à ce qu'il soit modifié en fonction du temps, car il présente aussi une grande sensibilité à l'apprentissage. Sa moyenne est semblable aux autres tests en première passation. Son coefficient de stabilité corrigé est de .71. Sa stabilité est médiocre. La corrélation entre les deux scores Arrangement d'images est de .69.

Avec les limitations ci-dessus, le test d'Arrangement d'images a quelques mérites, voici ce qu'écrit Wechsler à ce propos : « C'est le type de test qui mesure effectivement l'aptitude d'un sujet à comprendre et à saisir une situation dans son ensemble. Deuxièmement, la question du test fait presque toujours allusion à quelque situation humaine ou pratique. »

Comparaison des versions R et III

La WAIS-R comprenait dix items à l'Arrangement d'images contre onze à la WAIS-III. Cinq items ont été conservés de la WAIS-R. Aucun item de la WISC-III n'est utilisé et on note six nouveaux items.

Passation

On fera passer l'épreuve selon les indications du manuel en notant soigneusement l'ordre qui est proposé, y compris les erreurs. Au dos des cartons, des indications sont données. La présentation normale est celle des dominos et l'ordre de résolution celui des chiffres.

On devra enquêter soigneusement sur l'histoire ou les anticipations que le sujet aura notées pour tous les items manqués. On effectuera la même enquête dans le cas d'items réussis et ce notamment si l'on constate quelque bizarrerie dans le rendement. Les remarques seront faites cependant sur les réponses à considérer comme bonnes lors de l'analyse d'items. En effet, certains items présentent comme bonnes réponses des situations concrètement aberrantes. Il semblerait notamment que les fabricants de cette épreuve n'aient aucune connaissance en maçonnerie.

Cotation

« Dans un test de ce genre, la question se pose toujours de savoir s'il faut attribuer une note partielle aux combinaisons acceptables, mais non conformes à la solution correcte. Pour les courtes séries d'images, le gain était pratiquement nul, et en conséquence, pour les premières séries d'images, il n'est pas prévu de points intermédiaires, mais un crédit total ou un crédit nul, selon que l'histoire est reconstituée ou non, dans l'ordre exact prévu. » Voilà ce que précisait Wechsler.

D'un autre point de vue, pour le psychologue clinicien, il est important de noter l'ordre qui serait proposé aux fins d' une analyse qualitative des solutions, et ce, même s'il n'y a pas un apport mathématique au calcul des scores. Wechsler poursuit : « Avec les séries plus longues, il a paru intéressant d'attribuer quelques points à certaines combinaisons. Sur ces séries, une note partielle est créditée pour divers Arrangements imparfaits, à condition qu'ils aient un « sens ». En général, le nombre de points accordés aux Arrangements imparfaits est en gros, proportionné à la fréquence avec laquelle ces divers Arrangements se présentent. »

Wechsler poursuit : « L'essai d'autres procédés statistiques a montré qu'il y avait peu d'avantages, sinon aucun à utiliser soit une échelle, soit une notation plus raffinée. Les Arrangements donnés dans notre manuel correspondent assez bien à la plupart des reconstitutions rationnelles que permet respectivement chaque série. Il arrive qu'un sujet donne un résultat différent, pour lequel il fournit une explication convaincante, mais aussi pour lequel aucun point n'est prévu. On constate, en pareil cas, que même si la réponse du sujet n'est pas notée, sa note totale au test n'est guère influencée. » Néanmoins, il a été prévu dans le subtest de l'Arrangement d'images par Wechsler que l'examinateur puisse créditer le sujet d'une note additionnelle raisonnable, s'il en juge ainsi. D'ailleurs, dans de tels cas, l'explication donnée par le sujet de son Arrangement inhabituel est plus intéressante en elle-même que la question du nombre de points alloués. « Des explications uniformément bizarres sont évocatrices de quelque orientation mentale particulière, ou même de tendance à la psychose. »

Par ailleurs, on appliquera pour la note réelle les consignes du manuel de cotation.

La note virtuelle

Elle est obtenue en laissant le sujet aller au bout du temps. Passé le temps normal (dont la limite virtuelle est le double), on indiquera en cas d'erreur, l'existence de celle-ci puis on cotera à la fin du temps virtuel (double du temps normal) la réponse fausse ou exacte, selon le cas, ainsi que le temps obtenu.

Interprétation du score virtuel

Il est assez facile de prédire que le temps imparti va permettre un frayage perceptif. Notons que le virtuel ayant un score amélioré permet toujours de supposer une prospective positive. Comprendre l'Arrangement d'images requiert la capacité à utiliser une théorie mentale rendant compte de la théorie de l'altérité.

Les items[78]

Outre le fait que les items sont laids et niais, le subtest Arrangement d'images pose quelques problèmes d'interprétation et d'analyse. Si l'on veut étudier les capacités logiques d'un sujet, il est souhaitable de ne pas mélanger les problèmes d'analyse, c'est-à-dire de faire tenir ensemble plusieurs variables.

Voici une présentation des items.

Item 1 : C'est un item facile lié à l'expérience visuelle. Il est constitué de trois cartons et apparemment simple. Les connaissances en matière de construction montreront vite que certains détails sont aberrants.

Item 2 : Il est constitué de quatre cartons. C'est un item facile.

Item 3 : Il est constitué de 5 cartons. C'est un item facile.

Item 4 : Il comprend cinq cartons. C'est un item facile, il est organisé autour d'une suite logique. Il faudra donc repérer si la solution apportée par le sujet est produite sur cet axe logique.

Item 5 : Il n'est pas un item simple pour la bonne raison qu'il suppose la nécessité de décoder l'enseigne. Nous passons à une double lecture, une lecture iconographique temporelle et

---

[78] *Bien évidemment, seules quelques indications sont données. Une analyse plus détaillée révèlerait la structure de l'item.*

aussi une lecture iconographique dans l'icône puisqu'il s'agit de décrypter l'icône qui est indiquée.

Item 6 : Cet item est confus, il a cependant été classé moyen. Son classement n'évoluera peut-être qu'au fur et à mesure de l'expérience vers un classement difficile.

Item 7 : Constitué de six cartons, cet item est moyen parce que mal dessiné. Il renvoie à l'item du taxi dans la WAIS-R.

Item 8 : Cet item est moyen, voire difficile, parce qu'il a un manque de clarté dramaturgique : une des dramaturgies n'est pas superposable à l'analyse logique. En conséquence, il peut y avoir deux réponses exactes à cet item.

Item 9 : Constitué de cinq cartons, cet item est facile.

Item 10 : Cet item constitué de 5 cartons sera considéré comme difficile, car le dessin est imprécis et l'histoire inepte.

Item 11 : Cet item constitué de cinq cartons est difficile, car il suppose l'hypothèse d'une intention chez le héros par le sujet passant le test.

J'insiste sur le fait que dans le cas de l'Arrangement d'images, *l'observation paranoïde viendrait inhiber* la solution, alors que dans le test de Complètement d'images *la solution paranoïde la facilite.* Mais l'opposition, le déséquilibre apparaît dans les décompositions détériorantes. Les Ambitus-index et ratio attirent toujours l'attention. L'échec à un subtest par une observation paranoïde ne signifie pas que la personne ne verrait pas après coup l'ordre logique, mais signifie simplement que la personne *est arrêtée* dans le temps. En conséquence, à chaque fois que nous nous poserons la question d'un impact paranoïde, il faudra observer la variabilité qualitative des notes à Complètement d'images et Arrangement d'images.

Il est souhaitable, à des fins qualitatives, d'utiliser la WAIS *dans toute sa dimension projective* et d'explorer, une fois que les réponses ont été données à chaque item, les raisons qualitatives des solutions apportées. C'est donc un subtest assez long à faire passer, car il ne s'agit pas seulement de faire passer le subtest et de coter les bonnes réponses, mais aussi de revenir sur le subtest et de discuter des solutions.

Si elles sont accompagnées d'une inhibition des solutions, les remarques sur le détail indiqueront des tendances paranoïdes ainsi que des défenses narcissiques. En effet, toute critique de situation dans une épreuve quelle qu'elle soit, projective, clinique est l'indication de défense paranoïde ou narcissique. Cependant, ce sera le cas uniquement si cette critique est accompagnée du refus de l'épreuve ou d'un échec de l'épreuve. C'est grâce au fait que l'être humain est passé par des phases paranoïdes que nous pouvons observer les détails. C'est ce que nous observons lorsque le bébé cherche à déchiffrer sur le visage du comportement de son père ou de sa mère, ou bien dans l'état affectif où la personne est particulièrement attentive aux variations du regard, des mimiques. *C'est grâce à la capacité paranoïde et narcissique que nous pouvons décoder des signes infra verbaux.*

Les solutions très originales viennent exprimer un complexe d'intelligence. L'interprétation clinique est une *tendance à la compulsion de pensée avec un surinvestissement des théories mentales.* On notera de surcroît que, tout au long de la WAIS, toute recherche systématique de réponse originale sous-tendra la psychodynamique du complexe d'intelligence et des processus de restauration narcissique. Pour rappel, le complexe d'intelligence consiste à faire acte compulsif de démonstration de brillance à des fins d'emprise et de restauration personnelles, résultant d'un conflit interne entre le moi idéal et le moi. Sur un plan clinique, le complexe d'intelligence ne s'accompagne jamais de très hautes performances, mais d'un surinvestissement de la pensée. En effet, le complexe d'intelligence produit toujours une efficience intellectuelle au moins moyenne. Seule la perversion narcissique traumatique entraînera une dysharmonie d'évolution avec la persistance de traumas cognitifs repérables par l'analyse du profil de traumas. Enfin, il faut ajouter que le souci de produire des théories mentales originales, souci que l'on voit dans la mise en œuvre du subtest Arrangement d'images, relève souvent d'une souffrance due à une méconnaissance des qualités personnelles pendant l'enfance. Cette méconnaissance des qualités personnelles provenant toujours des parents. Sur ce point, on n'insistera jamais assez sur la pathogénie parentale[79].

Interprétation clinique

D'après Wechsler, le test permettait de juger de la capacité du sujet à appréhender une situation dans son ensemble. Ainsi, l'Arrangement d'images n'est pas un test qui peut être réussi sans cette organisation Z que l'on retrouve au Rorschach. Actuellement, cette variable de mise en rapport des détails en vue d'une conception générale, relève des opérations linguistiques

---

[79] *Un des effets pernicieux de l'incompréhension de la psychanalyse a été au long de ce siècle de penser uniquement en terme solipsiste. Je voudrais rappeler qu'assigner la théorie psychanalytique, notamment développementale à une évolution strictement solipsiste est non seulement le signe d'une méconnaissance de la complétude de la théorie freudienne mais la manifestation idéologique élective d'un champ de la théorie freudienne aux fins de défenses personnelles. La théorie freudienne clinique sur l'étiologie psychopathologique n'a jamais abandonné la notion de traumatisme ni la notion de séduction active de la part de l'adulte. Par un renversement idéologique, on s'est complu à élaborer une responsabilité et une culpabilisation de l'enfant en surinvestissant les capacités désirantes de l'enfant. Le summum écrasant et autocrate dans ce domaine sont les théories de Mélanie Klein. En ce qui concerne l'étiologie, la reprise depuis les années 50 des névroses actuelles, des notions de névroses traumatiques et enfin le développement des théories cliniques psychosomatiques, notamment celles de Pierre Marty renseignent assez sur la part intense pathogénique des parents. A contrario si l'on ne peut accuser les parents d'une causalité de la névrose de leur enfant, ils sont cependant, de mon point de vue, responsables de la forme de cette névrose. C'est méconnaître l'impact de la confusion des langues (Ferenczi) pour oublier l'écrasement de ce que Ferenczi appelle le géant sur l'enfant. Mais qu'on ne s'y trompe pas, je ne suis pas en train de parler des conduites cognitives, affectives perceptibles, je suis en train de dire que ce que l'on appelle de nos jours le transgénérationnel, ne sont que des découvertes du b.a-ba de la psychanalyse dont les dates sont environ de 1903-1907. L'idéologie signe là son inculture. On complètera cette argumentation par le recours chez Freud à la notion de série complémentaire pour entendre ce que j'indique.*

qu'un travail comme celui de Chomsky éclairerait. Cependant, l'organisation de la lecture à l'Arrangement d'images relevait de ce que Wechsler pensait indiquer sous le nom d'*intelligence sociale*. En conséquence, l'habileté perverse ou sociopathique ne reculera pas devant le succès à cette épreuve. Je signale à ce propos que ce que Wechsler nommait psychopathie dans ses écrits dans les années 1935 relèverait des pathologies du caractère actuelles, ce sans exclusion des structures perverses ou des aménagements psychopathiques.

Comme indiqué plus haut, le test tient assez mal avec l'âge. Il a une corrélation médiocre avec les autres subtests. Le coefficient avec la note totale est en moyenne de 0,5. Il reste bien corrélé avec Complètement d'images et Similitudes. La corrélation est faible avec Mémoire immédiate des chiffres et Assemblage d'objets. On voit ici combien les zones psychiques parcourues par Arrangement d'images semblent éloignées de l'influence anxieuse, ce qui signifie que l'anxiété a peu d'influence sur le score, ce qui n'est pas le cas de la Mémoire immédiate qui est plus un test d'anxiété qu'un test de mémoire.

Les échecs à ce subtest sont interprétables différemment suivant les scores, mais un succès doit toujours faire penser à un bon niveau de l'efficience intellectuelle. En d'autres termes, un score élevé à Arrangements d'images sur *un plan absolu* et non pas relatif, évitera le diagnostic de débilité même si, par ailleurs l'ensemble des scores est bas, *sauf en ce qui concerne le subtest Cubes*.

Pour Rapaport et ses collègues, l'Arrangement d'images convoque le concept *d'Einstellung*. Ce terme renvoie à plusieurs significations qui vont depuis la mise en forme à la programmation, bien que ce terme puisse être un peu poussé. Il n'est donc pas étonnant que des déficiences soient retrouvées dans les syndromes de Korsakoff, la mémoire et la planification étant déficientes dans ce syndrome. Les auteurs disent que le concept *d'Einstellung* est une conception majeure de la psychologie mentale. Ils comprennent le concept *d'Einstellung* en termes d'attitude ou de prédisposition. Je cite : « L'habileté à faire un plan est donc fonction en partie de l'adaptation émotionnelle qui prépare l'émergence de l'anticipation propre ou *Einstellung*[80] et en partie de l'expérience qu'a le sujet de cette anticipation. Sont sollicités par l'Arrangement d'images, *la capacité de faire un plan et l'anticipation.* Il faut clarifier la relation qui existe entre le sous-test Arrangement d'images et la capacité de faire un plan. Il existe sans doute une grande différence entre arranger des séries d'images en une histoire suivie et faire un plan des engagements de sa propre vie, organiser une affaire, établir simplement le programme d'une journée, mais si nous nous rappelons ce que requiert une simple conversation que l'on pourrait bien considérer comme le schème de planification le plus simple, nous nous souvenons mieux de ce qu'est l'organisation de série d'images isolées en une séquence. » Ces auteurs commettent ici l'erreur de superposer une séquence de l'énoncé (la bande dessinée) à la séquence énonciative. « Pour que la conversation entre deux personnes ne piétine pas, il y a un préalable qui est que chacun comprend les implications de l'exposé de son interlocuteur et voit où il veut en venir. » Ceci vaut non seulement pour la conversation, mais pour la simple lecture d'une phrase. C'est ici qu'intervient non seulement l'intention phénoménologique, mais aussi la capacité à théoriser mentalement l'autre. Dans l'Arrangement d'images, nous avons affaire avec le jugement de la synchronicité et de la diachronicité. Aussi, la notion *d'Einstellung* ne doit surtout pas être confondue avec la *Vorstellung* ou *Einbildung. Einstellung, c'est quelque chose qui se tient en soi dans l'esprit et qui permet d'aller de l'avant.*

Nous proposons à un sujet des images que nous disposons dans un certain ordre d'origine. Cet ordre est toujours le même et constitue donc une première situation d'uniformisation de la pensée. En arrière-plan, ce qui est demandé au sujet est de trouver un sens et un seul qui est *commun à tout le monde.* Autrement dit, ce que nous demandons est de passer d'un ordonnancement A à un ordonnancement B atten-

---

[80] *Il serait plus pertinent de traduire Einstellung par présentification, représentation, dans tous les cas ce concept est proche de l'intention (absicht).*

du et caché. La personne est donc devant une injonction qui n'est pas sans évoquer l'assujettissement de l'enfant à l'ordre symbolique, représenté par l'ordonnancement B. Ainsi, la capacité d'un décodage précoce est sollicitée. Il est tout à fait intéressant de noter que si l'Arrangement est selon un ordre diachronique, sa présentation est selon un ordre synchronique. Le travail d'Arrangement d'images suppose une déconstruction puis une reconstruction indépendante de l'ordre établi préalablement. On est avant tout devant une épreuve d'hystérisation, puisque la personne est confrontée à la question de savoir si ce qu'elle produit est conforme au désir de l'autre[81]. À la différence de l'Information et du Vocabulaire, dans lesquels nous posons des questions qui ne nous appartiennent pas, dans l'Arrangement d'images, la séquence peut très bien être inconnue du psychologue. Du coup, la situation devient comme une énigme. Aussi, l'Arrangement se rapprocherait plus de Compréhension et de Similitudes que d'Information. Ce qui est confirmé par les corrélations statistiques.

Utiliser dans la lecture clinique le fait qu'il y a concomitamment deux lectures, une lecture qui correspond à ce qui est proposé et une autre qui est infiltrée dans ce qui est proposé, et qui doit donc être disjointe de la matérialité de la présentation,

---

[81] *On voit ici, et on le reverra souvent dans l'ouvrage, un élément que je défends qui est qu'il n'y a pas de possibilité d'échange civilisateur sans l'hystérie car l'hystérie et non pas la névrose hystérique est la seule structure qui interroge sans cesse le savoir au sens où l'hystérie associe à un endroit le savoir et la jouissance. Nous connaissons ces phrases typiquement hystériques « c'est tout ? ». Comme si l'hystérique se désolidarisait, se positionnant en objet passif que l'autre est censé faire jouir. Nous savons que la pratique de l'hystérie est une mise en exergue de la déception au point qu'elle a élevé la pratique de la déception au rang des beaux-arts. Nous sommes dans une pratique de la clinique et la pratique de la clinique est à un moment donné une pratique de l'évolution du savoir, il n'y a pas de possibilité d'action sur le savoir sans l'hystérie, mais l'hystérie n'a jamais produit un savoir quelconque. Par excès de langage, l'hystérie produit du savoir au sens que la production cette fois-ci relève du lien social, participer à. Le test d'Arrangement d'images est en premier lieu un test d'hystérisation.*

puisque le sens n'est pas le même- implique sur un plan clinique qu'on ne peut réussir l'Arrangement d'images que si on fait appel à une fonction particulière, l'*ubiquité psychique*[82]. De plus, pour pouvoir maintenir dans le même temps deux représentations matérielles, une représentation évidente dans le désordre et une représentation dans l'ordre dans le même temps, il faut qu'il y ait le recours à un mécanisme psychique par analogie qui est la *condensation.*

En ce sens-là, le mécanisme de condensation est utilisé ainsi que ce qu'on pourrait appeler la capacité d'ubiquité psychique, c'est-à-dire la capacité qui apparaît par exemple dans le rêve d'être dans deux états, deux lieux différents en même temps. Capacité que l'on peut, sur un plan cognitif, appeler une *capacité quantique.*

C'est dans l'Arrangement d'images qu'émerge lentement, par les défenses, la position du sujet en rapport au désir et au désir de l'autre. Tout ceci s'exprime par des petites choses, comme le fait que nous demandions à la personne de se soumettre à un ordonnancement temporel, syntaxique gauche droite. La personne doit donc anticiper à partir d'une image qui n'est pas nécessairement la première de l'ordre B. Aussi, le sujet doit montrer si oui ou non il a intégré une narration figurative dont je rappelle qu'elle est indépendante de l'ordre de l'écriture (les écritures sémites s'écrivent droite gauche, mais la narration figurative est de gauche à droite). Le scripturaire n'est pas superposable au figuratif. Ce champ que je désigne, où le scripturaire n'est pas superposable au figuratif, se retrouve dans le déplacement du visuel et de l'auditif où certains effets cognitifs peuvent se désigner, comme l'effet Mc Gurk[83].

À quoi d'autre soumettons-nous le sujet ? Nous présentons des figures, c'est-à-dire un événement offrant une succes-

---

[82] *Alexandra Subervie a effectué un très beau travail sur la fonction d'ubiquité chez l'adolescent. Cf. Bibliographie.*

[83] *On lira le travail de Caroline Gadenne sur le sujet, en deux mémoires (DESS et DEA)*

sion logique assujettie à un ordonnancement temporel, et nous sommes, en proposant un ordre A, qui est l'ordre d'origine, dans une position narrative parataxique, puis nous demandons au sujet de résoudre le problème selon un mode syntaxique. Il y a une équivalence entre la proposition de l'ordonnancement d'image de type A et la lecture d'une langue ancienne à déclinaisons. Or, ces langues persistent au sein même du langage par les désordres syntaxiques, les figures de rhétorique comme l'anacoluthe et les structures particulières du langage enfançon. La langue possède une force d'attraction non négligeable et ses linéaments désignent assez les structures latentes mises au jour par les linguistes[84]. La personne est devant l'histoire même de la langue, l'histoire d'une logique. Au sein des langues à déclinaison, il y a aussi des lois de composition en dehors des simples désinences qui font que l'on place un mot avec un autre. Toujours est-il qu'on part de la parataxe qui consiste à raconter une histoire indépendamment d'un ordre chronologique. Le sujet est donc dans l'obligation de constater que l'ordre A rend compte d'un ordre B tout en étant déjà possible à lire dans l'ordre A. Nous ne sommes pas proches de ce dont parlaient Rapaport et ses collègues, à savoir l'anticipation, mais au contraire devant la capacité à maintenir ensemble deux *représentations conscientes différentes* liées au *même objet*. Il y a ainsi une représentation qui est la première perception visuelle A et une lecture qui sera produite, que nous appellerons C qui est la construction mentale, résultat de la décomposition en relation à la solution B supposée par la personne. Le sujet est devant un ordre A au sein duquel il lit une signification qui est indépendante de la forme, c'est-à-dire qu'assujetti, le sujet vit alors dans deux temps différents, synchronie et diachronie, obligé de maintenir ensemble concomitamment dans l'objet de la pensée un ordre A et un ordre C pour répondre à ce qu'il pense être d'un ordre

---

[84] *Il n'est pas question ici de préciser les champs linguistiques car bien que les différents chercheurs et théoriciens ne soient pas tous d'accord sur les systèmes descriptifs et explicatifs, ils travaillent tous à la mise au jour des structures ou des règles latentes de la production de la parole.*

B. Ces ordres A et C, le rapport de A sur C rend compte de la *capacité phénoménologique du dessaisissement aux fins de l'anticipation narrative.* Dans l'épreuve d'Arrangement d'images, la personne lit d'abord ce que raconte la parataxe puis observe si la succession temporelle de la parataxe est correcte, et pour cela, elle est obligée de pratiquer une lecture syntaxique, diachronique, temporelle, gauche, droite. Elle doit découvrir le sens caché d'une narration. Cette capacité cryptosémiotique logique devra systématiquement être utilisée lors de l'analyse qualitative de la WAIS. Ce même paramètre de lecture devra être aussi systématiquement utilisé lors de la passation de la WISC ainsi que dans tout ordre successionnel, que cela soit pour les Matrices ou Séquence Lettres-Chiffres. En effet, malgré l'absence de lexicographie et de construction sémantique dans les Matrices ou bien dans les Séquences Lettres-Chiffres, le sujet est confronté au décryptage d'un ordonnancement logique, sémiotique caché, d'où le terme que je propose qui est que, en premier lieu, l'Arrangement d'images démontre la capacité *cryptosémiotique d'un sujet*[85]. Bien qu'on ne puisse trouver dans les séquences d'Arrangement d'images un niveau très élevé, exigeant une lecture conceptuelle, il est cependant certain qu'une base cryptosémiotique est indispensable à la réussite de l'épreuve. C'est ici que réside toute la différence entre la modalité aperceptive fantasmatique et la modalité perceptive de la réalité. Contrairement à la simple vérification de la capacité à prévoir, à arranger, à introduire une succession temporelle, ce dont il s'agit est du dessaisissement du fantasme. Autrement dit, le sujet peut-il se priver de la fascination provoquée sur lui de cette signification, du plaisir qu'il a eu à avoir trouvé quelque chose grâce à la capacité cryptosémiotique, d'avoir construit une fantaisie imaginaire au profit de l'asservissement à la consigne et du rabattement vers une séquence prosaïque ? Il ne s'agit pas cependant d'un fan-

---

[85] *L'éduction (jeu dialectique de l'induction et de la déduction) au sens cognitif n'est qu'une forme de cette sémiotique.*

tasme qui est construit, mais de la capacité à utiliser la fantaisie[86].

Quand une personne trouve un ordre A, elle trouve aussi là une réduction de tension psychique, le Moi est apaisé par la production *du sens*. Or, le sujet doit alors quitter cet état de réduction de tension puisqu'il doit changer les cartes de place, assujetties à la loi, ce qui suppose que lorsque nous formulons la consigne qu'il faut trouver le bon ordre, il est tenu de nous croire. C'est de ce point de vue là que je précise que toute passation de test, quel test que ce soit, est toujours la mise en jeu de l'hystérisation et la sollicitation de ce que Winnicott a appelé le faux Self. Plus précisément, la satisfaction que le sujet vient de connaître devra être laissée pour compte au profit d'une quête, d'où une réaction angoissante parce que le moi doit quitter un état d'apaisement. Il ne va quitter cet état que s'il se donne comme orientation une représentation/but qui est le schème logique offrant une concordance entre l'objet et la pensée. Et c'est là qu'il faut toujours s'interroger des liens qui existent entre l'Arrangement d'images et le Code parce que, justement au sein de ces mêmes subtests, il s'agit toujours de relier deux représentations. Dans l'Arrangement d'images, il s'agit de lier la représentation d'origine à une représentation future tout en considérant qu'elles ont le même sens, ce sont donc deux représentations de mots liées à la même représentation/chose[87]. L'Arrangement d'images est donc un glissement entre des représentations sur la chaîne des signifiants. Le sujet est obligé de changer un mot pour un autre tout en sachant qu'elle parle de la même chose. Autrement dit, nous avons deux signifiants qui viennent représenter la même chose et c'est ici que se joue aussi toute la fonction métaphorique et métonymique. Il n'est pas rare cependant que l'on puisse trouver des éléments schizopa-

---

[86] *La fantaisie est ce qu'on utilisait avant, en vieux français « fantasier », qui a donné fantaisie, laquelle indiquait la capacité de la rêverie.*

[87] *Ici doit être posé ce qui suit : le code échappe à cette analogie parce qu'il est limité par le chronométrage. La pratique virtuelle permet justement d'éviter cet achoppement.*

ranoïdes de haut niveau en association avec la capacité à produire de la métaphore. Souvent, ces associations de haut niveau portent sur le fonctionnement de base animiste dont la dynamique projective se traduira par des interprétations paranoïdes[88].

L'Arrangement d'images n'a à voir avec l'anticipation que dans un second temps. Par ailleurs, Chomsky a largement démontré l'indépendance du sens et de la syntaxe, cette position étant développée en sémantique générative. La capacité de passer d'une représentation verbale à une autre représentation verbale va être nécessairement prise maintenant dans un troisième niveau qui est la capacité de production syntaxique. Et c'est là que se situe le déroulement du temps, or que se passe-t-il si maintenant la personne doit changer non seulement les représentations verbales, mais aussi l'ordre ? Si elle change l'ordre, elle est tenue de faire glisser la temporalité dans les représentations verbales. Ce, au principe même de ce que Freud nous enseigne à propos du souvenir-écran et de là ce qu'il a appelé le *Nachträglichkeit* (l'après-coup). C'est le télescopage de ces deux causalités temporelles qui est en jeu. La problématique du souvenir-écran est celle de la névrose et les névrosés auront donc de grosses difficultés. Par contre, les névrosés qui s'adonnent à l'intellectualisation obtiennent souvent de bons résultats, comme les paranoïaques et les préschizophrènes présentant de l'hyperidéation. Parmi les malades non psychotiques, on ne rencontre que chez les hystériques[89] une chute notable du subtest Arrangement. De plus, *l'anxiété ne provoque pas de détérioration notable à Arrangement d'images*, comme elle le fait à Mémoire des chiffres. Les psychopathes peuvent avoir des notes à Compréhension très inférieures aux notes d'Arrangement d'images. Plusieurs auteurs ont attribué cette décote à la « compréhension sociale » supérieure du psychopathe[90]. Il est possible aussi que faire un plan corresponde à l'habileté à faire les intrigues, de la

---

[88] *Je souligne ici que la capacité chez l'être humain à la métaphore, trope du langage, est justement ce qui le conduit à croire à la télépathie.*

[89] *Il s'agit dans ce cas de névrose et non de caractère.*

[90] *Ce qui est aberrant et montre une confusion entre perversion et psychopathie ?*

même manière que le psychopathe fait face aux situations spécifiques de la vie, il peut se montrer ici tout à fait sagace. Ceci n'est pas en contradiction avec le fait que le psychopathe est peu ou pas capable de planifier l'ensemble de sa vie ni d'anticiper à long terme sur les évènements de sa vie. L'habileté à Arrangement d'images offre qualitativement au clinicien la capacité qu'a le sujet à se « dépêtrer » avec le semblant. Les psychopathologues apprécieront ici la valeur toute qualitative qu'il y a à associer un Arrangement d'images excellent, avec une note moyenne au Vocabulaire ou à Similitudes pour dégager une perversion.

Finalement, du point de vue de la **capacité diachronique**, l'Arrangement d'images et le Code sont regroupés. Du point de vue de la **socialité**, l'Arrangement d'images, le Vocabulaire et l'Information sont regroupés. Enfin, du point de vue de la **sociabilité**, l'Arrangement d'image, le Vocabulaire, l'Information et la Compréhension sont regroupés. L'Arrangement d'images est à rapprocher de Complètement d'images et Assemblage d'objets en un facteur que l'on peut regrouper sous **l'intention phénoménologique** et la conscience sociale. On a tort de ne pas entendre ces épreuves hors du facteur organisation perceptive.

Profils diagnostiques

L'idée d'interprétation générale est celle-ci : l'Arrangement d'images est une excellente mesure de la *fonction déréalistique*[91], utilisée par la personne sur un plan mental. Ceci implique que plus la chute est importante, plus l'on peut incriminer cette pensée.

Les *psychotiques dépressifs et les schizophrènes détériorés* ont en général de mauvais résultats. Ils échouent aux items faciles, ob-

---

[91] *Ou déréistique, c'est-à-dire la capacité à se détacher de la prégnance de la réalité. Le sujet déréalistique se retire en tant que témoin et ne peut comprendre d'autres théories mentales que la sienne.*

tiennent des notes réelles absolues inférieures à 6 et inférieures de quatre points (ou plus selon la zone) au Vocabulaire. Une tendance semblable caractérise les autres pathologies décompensées.

Les *schizophrènes* se distinguent par un Arrangement d'images plus faible que le reste du Performal, ceci est confirmé d'ailleurs par l'analyse antécédente que j'ai formulée sur la capacité à entrer dans les théories mentales d'autrui. Les dépressifs, en particulier, ne montrent pas cette tendance.

Il est important de noter que plus le repli autistique est élevé plus Arrangement d'images est bas.

L'*intellectualisation* défensive donne souvent de mauvais résultats à ce subtest.

Chez les *hystériques*, il y aura une baisse notable par rapport au Vocabulaire ou à la moyenne.

Conclusion

L'Arrangement d'images rend compte de la capacité à saisir la théorie mentale d'autrui, et ce, par le biais de l'intention, de la traduction et de la décentration. Il est impliqué dans la socialité et reste un bon indicateur de pronostic.

ASSEMBLAGE D'OBJETS

Présentation historique

Dans sa présentation, Wechsler précise que le test inclus consistait en 3 figures de planchettes découpées : *un Bonhomme, un Visage de Profil,* et *une Main.* Le Bonhomme est essentiellement le même que le mannequin imaginé par Pintner et utilisé pour la première fois dans l'Échelle de Pintner-Paterson (1), si ce n'est qu'il a été redessiné. Le Profil ressemble à celui utilisé par Pintner-Paterson, mais il diffère de l'original de plusieurs façons. C'est le profil d'une tête de femme, et non celui d'une tête d'homme ; l'oreille est partagée en 2 parties au lieu de 4, et un morceau a été découpé à la base du crâne. La Main est entièrement nouvelle et a été imaginée par Wechsler. Lors de sa présentation au sujet, c'est une main mutilée dont les doigts et une partie de la paume ont été sectionnés. Le test d'Assemblage d'objets ne fut inclus dans le test qu'après beaucoup d'hésitations, mais selon Wechsler, il n'était pas sans apporter quelque chose à la notation totale.

Le test actuel

Il comprend cinq puzzles déjà connus pour la plupart.

Comparaison des versions R et III

On note que les items 4, 3, 5 sont en couleur dans la WAIS-III, alors que la couleur n'est pas présente du tout dans la WAIS-R.

Passation

Il est nécessaire que l'examinateur inscrive la procédure suivie par le sujet lorsqu'il travaille. Le départ se fait à l'item 1. On suivra pour la note réelle les consignes du manuel.

Cotation

Pour la cotation réelle, on suivra les indications du manuel. Les indications de celui-ci ne sont accompagnées d'aucune justification. Il faut nous résoudre à faire avec.

La note virtuelle

Pour le profil virtuel, deux paramètres seront respectés : le temps et l'ajustement. L'ajustement sera coté de la même manière que la note réelle. Pour le temps, l'examen du tableau de notation révèle qu'à ajustement identique :

- pour l'item 1 : aucune bonification n'est accordée au-delà de 21" (5 pts)
- pour l'item 2 : aucune bonification n'est accordée au-delà de 36" (9 pts)
- pour l'item 3 : aucune bonification n'est accordée au-delà de 51" (8 pts)
- pour l'item 4 : aucune bonification n'est accordée au-delà de 111" (7 pts)
- pour l'item 5 : aucune bonification n'est accordée au-delà de 111" (8 pts).

Cette répartition indique à elle seule la difficulté des items. *On augmentera pour les 3 premiers items le temps de trente secondes* et on accordera la note requise sans bonification. Ainsi, le mannequin réussi à 121 aura 5 points. *Pour les deux derniers items, on augmente le temps de une minute* et on accorde les points, par exemple, la maison réussie à 4 minutes donne 7 points.

Interprétation du score virtuel

Toute amélioration indique la possibilité d'une récupération auto thérapeutique, ce d'autant plus si les notes changent de zone.

Les items

Pour ***l'item 1,*** le schème projectif règle le travail de coordination.

Sur ***l'item 2***, les sept parties à intégrer n'ont d'autre repère que les lignes, mais elles s'insèrent en une gestalt préconçue. La différence entre les items 1 et 2 est que, dans le second cas, la plupart des sujets ont, au début, une organisation visuelle plus vague. Dans l'item 2, RSG soulignaient que les traits qui représentent les parties reconnaissables et qui sont peintes en continuité d'un morceau à l'autre, avaient une influence. D'une part, conduire à l'organisation visuelle et d'autre part, entraîner le sujet à ne rechercher que la continuité, le menant alors à assembler des morceaux qui n'ont aucun lien, ce qui traduit une persévération non négligeable et typique de la débilité et de la détérioration.

L'item 3 de la WAIS-R présente un schème cohérent. Les éléments sont séparés selon une division anatomique. RSG signalaient ce que j'ai retrouvé, à savoir que la cohérence du schème prend souvent la place de l'organisation visuelle dans cet item sans nécessairement qu'il s'agisse d'un percept ou d'une forme précise. L'interversion des d'éléments, même si elle résulte habituellement d'une inefficacité temporaire, est aussi un signe de faiblesse de l'organisation visuelle.

La fonction métonymique est nettement moins prégnante dans ***l'item 5*** que dans les autres items.

À la WAIS III, on observera 3 groupes d'items :

Groupe a : item 1

Groupe b : items 2, 3, 4

Groupe c : item 5.

On considérera l'**item 1** comme facile. Le groupe b est à peu près homogène, d'aucuns considèreront l'**item 3** comme plus difficile que l'**item 4**. C'est le cas conceptuellement, mais pas pratiquement, le nombre de pièces étant de quatorze pour l'**item 4** et huit pour l'**item 3**. L'**item 5** sera considéré comme l'item le plus difficile.

Interprétation clinique

L'Assemblage d'objets introduit dans l'expérience spatiale la chiralité et non la symétrie. L'organisme humain comme beaucoup d'autres organismes complexes est dominé par la chiralité et la parité, mais certainement pas par la symétrie. De même, le vertical est un des axes humains, mais pas le seul, l'autre étant la taille. La reconnaissance des formes préalables - reconnaissance nécessaire à la réussite aux épreuves - est une reconnaissance de l'image, c'est-à-dire de la signification psychique qu'a pour le sujet le stimulus. On reconnaîtra là l'appui que je prends sur la définition saussurienne du signifiant à savoir l'empreinte psychique du son et ou la notion d'interprétation de Peirce.

Inutile de dire qu'on doit se pencher tout particulièrement sur les constructions bizarres. Comme pour les autres sous-tests, il faut, ici aussi, demander au sujet d'indiquer s'il a terminé, de façon à ce que l'examinateur ne lui donne pas, avant la fin, d'indice d'approbation ou de désapprobation. Il est important aussi de voir si une solution erronée peut être corrigée et si une exécution lente peut être complétée, de mesurer, enfin, l'aide dont le sujet aurait besoin pour parvenir à la solution.

Wechsler insiste sur le fait que divers examinateurs ont maintes et maintes fois loué ce test parce qu'il révèle des habitudes de pensée et de travail des sujets. Ainsi, se distinguent alors le sujet qui reconnaît une silhouette humaine et l'autre qui n'a aucune idée de la figure qu'il assemble. La méthode par essais et par erreur est la règle.

Le second genre de réactions est la reconnaissance rapide de l'ensemble, mais avec appréhension imparfaite des rapports entre les parties. C'est dans la manière dont de nombreux sujets s'attaquent aux visages de profil que ce genre manifeste le mieux.

Il y a un troisième type de réaction, celui du sujet qui après un certain nombre d'essais et d'erreurs aboutit à une appréciation soudaine bien que trop souvent tardive de la figure à reproduire[92]. Le test d'Assemblage d'objets a ainsi une valeur clinique particulière parce qu'il donne des indications quant aux modes de perception et de reconstruction perceptive de chacun, au degré dans lequel le sujet se repose sur la méthode des essais et erreurs et à la manière dont il réagit aux fautes commises.

Outre l'habileté perceptive, le subtest révèle la capacité à travailler pour un but inconnu. À cet égard, les tests de performance révèlent la persévérance à une tâche quelconque.

Par exemple, si la Mémoire des chiffres suppose une temporalité diachronique, c'est-à-dire qu'elle joue sur la rétention des objets partiels pour construire l'objet total, l'Assemblage d'objets révèle quant à lui des habitudes de pensée et de travail des sujets. Il permet aussi d'appréhender, non seulement la projection de l'image du corps, mais aussi le rapport

---

[92] *Je cite ici Wechsler en m'empressant d'ajouter qu'en 35 ans de pratique, je n'ai jamais rencontré un tel exemple. Cette remarque de Wechsler est en revanche tout à fait valable pour les items 2 (avec réserves), 3, 4, et 5.*

que le sujet entretient à deux mouvements issus de *l'image mentale et de l'objet total*[93].

Par ailleurs, l'étude des dispersions montre que les faibles intercorrélations sont dues aux déviations d'un groupe relativement peu important de sujets. Ce qui signifie peut-être que l'Assemblage d'objets est un test médiocre *seulement* pour certains types d'individus, donc discriminatif. Si l'on considère les seules notes moyennes, l'Assemblage d'objets présente un accroissement des scores avec l'âge plutôt bon jusqu'à 13 ans, et se maintient à la norme moyenne de l'adulte bien mieux que quelques-uns des autres tests[94].

La *vitesse motrice* ne joue pas un grand rôle dans la réalisation. Toute l'épreuve est placée sous la gouverne de l'image du corps. Par ailleurs, la capacité de restructurer l'objet total est ici capitale et déterminante. Aussi, les envahissements paranoïdes court-circuiteront la réussite.

RSG apportent ici un commentaire clinique très important, je les cite : « L'observation attentive du comportement des schizophrènes détériorés et chroniques montre plutôt que chez plusieurs d'entre eux, il n'y a pas de coordination entre l'activité motrice et l'organisation visuelle, comme dans toute compréhension de base du rendement. Les schizophrènes détériorés ont tendance à déplacer les éléments autour de quelque chose sans but et au hasard. » L'intention est donc profondément perturbée. La compréhension ne devient généralement consciente que vers la fin de l'item ou même pas du tout. On doit faire plusieurs réserves concernant ces observations, notamment que la schizophrénie en phase de détérioration s'accompagne de troubles majeurs à Similitudes et Vocabulaire. L'indexation sémiotique est troublée. Aussi, un score absolu à Assemblage d'objets supérieur à la moyenne doit attirer les soupçons, surtout si les Ambitus-index et ratio ne sont pas trop éloignés de la

---

[93] *On n'insistera jamais assez sur cette fonction de métonymie topique.*

[94] *L'Assemblage d'objets participe à l'évaluation du Quotient de détérioration mentale.*

non-discordance. Quoi qu'il en soit, elles méritent qu'on leur prête attention parce qu'elles donnent quelques preuves des variations frappantes de la fonction visuomotrice dans la schizophrénie, et peuvent contribuer à la compréhension du changement qui survient dans le fonctionnement en cas de détérioration.

Profils diagnostiques

La part de l'*anxiété réactionnelle* et de la *dépression*[95] peut être décrite comme suit : si la détérioration de l'efficacité résulte essentiellement de la dépression, la note sera de beaucoup inférieure au Vocabulaire. En effet, la dépression tend à les abaisser tous plutôt uniformément. Si la détérioration de l'efficacité résulte essentiellement de l'anxiété, et surtout d'une anxiété névrotique, les notes seront inférieures, de façon significative, au niveau du Vocabulaire, mais encore au niveau des autres notes des subtests du Performal qui ne semble pas spécialement vulnérable à l'anxiété.

La bonne note relative ou absolue à Assemblage d'objets chez un *schizophrène ou chez un névrosé obsessionnel* gravement décompensé indique *l'arrêt* de l'évolution de la pathologie.

L'Assemblage d'objets est fortement participant de troubles de la représentation. Parfois, la massification caractéristique de la *schizophrénie fruste* est exprimée par des rapprochements hasardeux.

Si la note d'Assemblage d'objets est bien conservée alors que les notes des autres subtests du Performal montrent une détérioration considérable, on a probablement affaire à un *schizophrène chronique ou détérioré.*

L'Assemblage d'objets est sensible et vulnérable. On peut par conséquent y trouver une détérioration de l'efficacité causée par différentes sortes de troubles, même chez les sujets nor-

---

[95] *Le fait que les items représentent tous des parties du corps peut rendre ce subtest particulièrement vulnérable à la préoccupation d'intégrité corporelle.*

maux qui manifestent des tendances anxieuses, schizoïdes ou dépressives.

Conclusion

L'Assemblage d'objets révèle l'aptitude d'un individu à travailler pour un but inconnu, mais aussi sa faculté de persévérance. Il requiert la projection de l'image du corps et renseigne sur la manière dont le sujet gère les deux mouvements issus de l'image mentale et de l'objet total.

Une attention particulière sera portée aux constructions bizarres et à leurs modalités d'élaboration.

Par ailleurs, l'Assemblage d'objets est le dernier facteur qui résistera à la décompensation psychopathologique. Il est aussi très souvent le premier à indiquer, par sa baisse relative au Performal, le début de la détérioration, ou de la décompensation.

COMPLETEMENT D'IMAGES

Présentation historique

C'est à partir des figures de Helley que Wechsler a élaboré son test de Complètement d'images. Les images sont présentées avec un détail manquant. Le fait qu'il ne s'agisse pas d'un détail fonctionnel ni qu'il soit précisé qu'il s'agisse d'un détail important ou non, fonde la critique du test. Wechsler jugeait difficile de trouver des items convenables pour un test de Complètement d'images. Les items familiers rendent le test trop facile et si on se rabat sur des items moins courants, *« le test cesse d'être bon parce qu'il est fait appel immanquablement à des connaissances spéciales »*.

Les 15 images (il y en a 25 actuellement) furent le choix final parmi les 30 à 35 puis essayées pendant une période de six mois avec divers groupes de sujets de niveaux d'intelligence connus. *« Chaque image fut proposée séparément puis admise ou rejetée suivant sa valeur discriminative. Bien que quelques-unes ne nous satisfassent pas encore entièrement, notre choix final complet semble constituer une série satisfaisante »*.

Le test de Complètement d'images comprenait au début quinze dessins assez petits, ils ont été agrandis afin d'en faciliter l'appréhension. Le test de Complètement d'images apparaissait comme un des meilleurs à Wechsler. Il ne précise pas pourquoi.

Chaque image avait, semble-t-il, une fonction particulière qu'il ne développe pas. En somme, elles forment un test qui, après les Cubes de Kohs, s'avère pour Wechsler le meilleur de l'échelle de Performance.

Le test actuel

Ce test a évolué et présente actuellement vingt-cinq items après être passé par vingt-neuf à la WAIS-I ou II et vingt à la WAIS-R.

Comparaison des versions R et III

Certains items ont été conservés tels que, avec leur changement de rang :

- l'item 7 de la WAIS R passe au rang 3
- l'item 1 de la WAIS R passe au rang 6
- l'item 8 de la WAIS R passe au rang 9
- l'item 9 de la WAIS R passe au rang 18
- l'item 16 de la WAIS R passe au rang 10
- l'item 20 de la WAIS R passe au rang 2

Treize items ont été supprimés, dix-huit items ont été ajoutés.

Tous les items ne sont pas de même catégorie et l'on peut constater que la construction des échelles de la WAIS-R et de la WAIS-III ne procède pas de la même logique, ce qui pose un problème énorme dans l'analyse comparative. En effet, si les constructeurs des échelles considèrent que les deux tests WAIS-R et WAIS-III, pour en rester à ceux-là, sont susceptibles de présenter une fidélité suffisante, car ils ont un coefficient de corrélation entre eux et que l'on peut comparer ces épreuves, cela présuppose qu'il y ait une continuité des méthodes de cotation, d'interprétation et de classement statistique entre les deux. Cela présuppose aussi que l'on puisse comparer item par item. Or l'ordre n'est pas le même, d'une épreuve l'autre, ce qui rend caduque toute consigne faisant démarrer les subtests à des items et les faisant arrêter à d'autres. Ici, comme ce sera le cas partout, à chaque fois démontré, le subtest doit être commencé linéairement par tous les items, ne serait-ce que pour pouvoir le comparer aux résultats antérieurs.

Passation

Je recommande de faire passer l'épreuve en entier, de commencer au début de l'épreuve et de la mener jusqu'au bout. Il faut toujours bien sûr tenir compte du temps passé. Cette épreuve doit être fait passer sous la forme chronométrée. On obtient ainsi, comme pour chaque épreuve un score réel et un score virtuel, chacun transformé en note standard.

Cotation

En ce qui concerne la cotation, on suivra le manuel. Certaines modifications sont à apporter. Je recommande que l'on permette au sujet de terminer même si le temps est passé. Cela fournira des assises d'analyse qualitative, notamment le virtuel.

La note virtuelle

Le psychologue accordera un point à toute réponse relevant d'une logique syntagmatique. La main à l'item 8, un support pour le verre, un rameur pour l'item 18 etc. Certains items ne sont pas susceptibles de recevoir une réponse syntagmatique, comme l'item 21. On se reportera à l'analyse d'items, plus bas.

Interprétation du score virtuel

L'amélioration du score va dans le sens d'un tropisme externe, les défenses paranoïdes sont améliorées et conséquemment l'attention ainsi que la relation aux signes infra verbaux.

Les items

Les items peuvent être classés en items faciles ou difficiles pour des raisons différentes. Il est certain qu'un item comme celui de la femme qui marche convoque des qualités d'observation logique indépendantes du paradigme. Certains détails dans d'autres items peuvent avoir disparu pour des causalités extérieures à la situation. Il faut cependant remarquer que les images ne sont pas du tout au même niveau d'exigence. L'absence du détail à l'item 21 dans le gymnase ne modifie pas sa fonction. Quant à l'item 8, il introduit une situation magique et d'aucuns ne s'y trompent pas

En effet, on pourra toujours constater l'existence réelle concrète et indéniable d'une armoire à laquelle il manque le détail requis, mais on ne constatera jamais le suspend d'un pichet non tenu. Dès lors, la fonction qui est sollicitée chez le sujet est une *fonction poïétique*, l'infléchissant dans l'analyse logique du pichet, d'où le fait que cet item sollicite une réponse à ces deux niveaux et pas à un seul.

En règle générale, toute explication faisant appel à une intervention extérieure est une *causalité paranoïde ou magique.* Mais je rappelle ici que seule la transversion[96] a permis à l'homme de produire des théories mentales dégagées de l'expérience concrète. Il ne faut pas s'empresser de relever ici une trace de psychose mais plutôt une trace de rétrogression. Il est peu fécond de se rabattre systématiquement sur une lecture psychopathologique. Les signes paranoïdes font aussi appel à une causalité qui ne relève pas de la situation contrairement à ce qui est présent pour la carte que l'on avait à la WAIS-R ou pour l'item 11. *Si le protocole fait penser à un profil schizophrénique mais que le test est particulièrement réussi*, nous aurons alors la mise au jour de tendances paranoïdes.

D'autres items peuvent être difficiles parce que leur détail n'est pas important et que sa présence n'est ni logique (par cau-

---

[96] *Je nomme ainsi la perversion ayant fertilisé la créativité.*

salité) ni paradigmatique. C'est le cas de l'item 23 comme celui de l'item 21 qui fait appel à l'observation de série. Mais, dans les deux cas, nous pouvons constater que ces items renvoient nécessairement à la référence imaginaire d'une série, concrétisée dans le cas de l'item 21 par la série des volets et in abstentia dans le cas de l'item 23 par la série des œillets.

Voici une présentation des items.

Item n°1. Ce qui est sollicité ici n'est pas du tout le détail fonctionnel. En effet, on peut très bien utiliser l'objet tel qu'il est présenté. C'est la gestalt qui est touchée. J'ai classé cet item dans les items faciles, il est très familier. Il n'y a pas de réponse virtuelle.

Item n°2. C'est la seule chose qu'il peut manquer dans la gestalt, dans l'image et dans sa fonctionnalité. L'item est rangé dans les items faciles parce que c'est aussi un item familier. Les réponses virtuelles sont : un mur, un étai ou un contrepoids.

Item n°3. C'est un item extrêmement familier. Nous pouvons supposer un effet de traumatisme, mais dans ce cas-là on est obligé de supposer une causalité externe. Il y a une seule réponse correcte, celle du manuel. On note également une réponse virtuelle : un pansement.

Item n°4. C'est un item moyen qui s'adresse à la gestalt mais ce n'est pas un item familier. Tout lexème associé à la bonne réponse devrait être accepté. Il y a une réponse virtuelle à noter dans l'idée de support.

Item n°5. C'est un item qui est mal construit et qui porte certaines stéréotypies de la pensée. Il y a trois réponses correctes, sous réserve que la personne imagine le type de propulsion. Ceci étant, l'item est familier. Deux réponses correctes sont dans le même champ qualitatif. Il y a une autre réponse correcte, mais qui n'est pas dans le même champ qualitatif. Il est parfois classé dans les items moyens, mais je le mettrai dans les items difficiles. Il peut également y avoir des réponses virtuelles à deux points : cheminée ou catainer.

Item n°6. Il fait partie des items moyens. Les réponses virtuelles sont paumelle et poignée.

Item n°7. L'objet est familier. Cet item est facile.

Item n°8. C'est un item moyen. Il y a trois réponses virtuelles correctes : la main, l'eau et le support pour le verre.

Item n°9. L'item présuppose une acceptation de l'image car il existe actuellement des objets qui ont cette allure. Cet item est donc caduc. Si la personne dit qu'il ne manque rien, on doit investiguer. Il manque une main en réponse virtuelle. C'est un item moyen.

Item n°10. Cet item est moyen. Il suppose une observation très précise.

Item n°11. C'est un item moyen. Le pichet induit en erreur et toute réponse de l'appareil logique sera jugée comme bonne en virtuel : un verre, une tasse.

Item n°12. C'est un item facile dont la réponse est connue.

Item n°13. C'est un item facile. Toute réponse associée paradigmatiquement ou syntagmatiquement à la bonne réponse sera considérée comme qualitativement intéressante et bonne virtuellement.

Item n°14. C'est un très mauvais dessin, cet item est moyen.

Item n°15. Cet item ne sollicite pas une discrimination, c'est-à-dire une comparaison entre le percept et le concept, il sollicite l'attention. C'est un item moyen. On peut assister à une réponse adjuvante qui est que le dessus devrait être réparé. Si cette réponse apparaît, on doit la coter 1 en virtuel.

Item n°16. C'est un item médiocre et incorrect. Il est classé comme moyen.

Item n°17. C'est un item incorrect qui va le classer parmi les items difficiles. En effet, la planche est inversée et elle ne peut résister au frottement. On ne pratique jamais comme cela est présenté.

Item n°18. C'est un item moyen.

Item n°19. Je considère cet item comme médiocre et faisant partie des items moyens.

Item n°20. C'est un item qui sera classé dans les items moyens.

Item n°21. Cet item est difficile.

Item n°22. L'item sera classé moyen. Les cornes seront une bonne réponse.

Item n°23. C'est un item difficile.

Item n°24. C'est un item facile.

Item n°25. Cet item est moyen.

Interprétation clinique

Le problème de ce test est qu'il ne mesure actuellement pas la même chose à l'intérieur de chaque item. Il demande ainsi la mise en jeu de plusieurs fonctions mentales, allant depuis la reconnaissance *du détail fonctionnel*, au *détail logique*. Ainsi, ce qui manque à l'item 18 est fonctionnel. Le détail manquant contribue à la construction du paradigme, mais son absence est là pour indiquer que l'objet n'est pas censé avancer. D'un point de vue strictement conceptuel, le détail manquant est non nécessaire. L'image n'est pas au même niveau de sollicitation que l'item 23 par exemple. En effet, l'item 23 ne pose pas le même problème. L'absence du détail n'empêche pas le paradigme et toutes les entrées lexicales associées de fonctionner linguistiquement. En conséquence, le détail ne présente *aucun* intérêt et paradoxalement les dépressifs ne répondront pas à l'absence de ce détail qui n'empêche en rien d'utiliser l'objet.

En règle générale, toute interprétation d'un détail manquant in situ, c'est-à-dire ne faisant pas appel soit à une action externe, soit à une perspective externe, soit à une intentionnalité externe, ou ne faisant pas appel à un présupposé est à noter et peut relever de défenses narcissiques. Les *critiques in situ* ne relèvent pas de la perversion, elles s'adressent plutôt à une grande observation du détail manquant qui peut s'originer dans une névrose d'abandon, comme dans un défaut de construction du Soi.

Si nous nous référons uniquement à une observation de la vision, c'est-à-dire uniquement à une gestalt déficitaire, nous n'atteignons rien d'autre que la simple lecture. Il n'est pas besoin d'être un psychologue pour cela. Discerner que la gestalt n'est pas perçue en entier, c'est justement là-dessus qu'est basée la cotation du test. Ce dont il est question est que *la critique in situ d'une forme in situ relève de processus qu'on peut indexer à l'état paranoïde et à la dépression alors que la critique extra situ est une critique qui relève de la perversion.* Ce qui est précisé ici, c'est-à-dire ce qui relève de la perversion et ce qui relève des états paranoïdes n'est pas nécessairement pathognomonique d'une perversion ou d'un état schizoparanoïde, mais permet de rendre compte psychodynamiquement des mouvements internes dans la psyché. À preuve que sans le mécanisme de la perversion, que je préfère nommer ici transversion, à preuve que sans la transversion, c'est-à-dire sans un processus psychique qui s'appuie sur la dénégation et le déni, il eut été impossible à l'homme de former et de formuler une théorie scientifique explicative du monde. En effet, pour pouvoir forger la théorie mentale du monde, il est nécessaire d'opérer un clivage. S'il n'y avait pas eu la transversion, l'être humain en serait à une perception immédiate et s'en tiendrait au plat de la terre.

Nous savons que l'objet total n'est pas donné en soi, ni dans la perception quelle qu'elle soit, ni dans la sensation quelle qu'elle soit, ni dans le développement libidinal. Nous savons de manière suffisamment stable qu'il y a des investissements partiels de l'objet libidinal, de la même manière que nous retrouvons ces fonctions partielles libidinales dans l'investissement conato-affectif d'un mode de fonctionnement de la pensée. Ainsi, d'aucuns vont privilégier un mode strictement aristotélicien sur un mode partiel, c'est-à-dire par exemple l'application stricte de catégories disjointes par l'apparition de tel ou tel détail, d'autres vont utiliser une analogie schizophrénique, jouant sur les mots et voyant dans le jeu des signifiants un jeu du réel, et ainsi de suite. Le Complètement d'images sollicite *la relation à l'objet libidinal total.* C'est ainsi que d'un côté le grand investissement du détail, c'est-à-dire le grand investissement du manque relève effectivement de l'action paranoïde mais cela n'est pas pathognomonique. L'attention paranoïde est sollicitée, attention qui fait partie du développement de l'être humain, que nous avons tous connue lorsqu'enfants, nous guettions les signes infra verbaux chez nos parents pour savoir s'ils agréaient ou non ce que nous avions à dire.

Remarquons tout d'abord qu'un *objet seul n'existe pas.* Il n'existe pas non plus de *dénomination de cet objet* en l'absence de sujet. Les capacités d'attention et de concentration sont toutes deux sollicitées dans cette épreuve. Cétte épreuve fait appel à l'observation et à un type de pensée exclusivement concrète.

On peut repérer tout de suite et assez facilement un type de *défense narcissique* lorsque des personnes procèdent à un évitement de la confrontation discriminative.

Un autre point est à traiter est le recours à l'image mentale. L'objet mental sert d'unité de base conceptuelle pour définir l'appartenance de chaque détail à l'objet. En même temps, certaines personnes vont rester à une vision concrète, trouvant des objets entiers correspondant à l'expérience concrète, d'autres personnes vont renvoyer au rapport d'occurrence qui existe entre la forme à laquelle il manque un détail et une forme complète qui relève de la même catégorie d'appartenance. Lorsque cette expérience se fait, elle instaure le même rapport qui existe entre le schéma corporel et l'image du corps. Certaines personnalités schizophrènes nous enseignent assez bien cette différence lorsque nous étudions les diverses représentations figuratives qu'ils proposent et lorsqu'ils sont interrogés sur l'organisation interne des corps, la massification de leur image opposée à la connaissance de la structure interne. La même chose se reproduit lorsque l'on confronte les théories sexuelles infantiles et le savoir relatif à la fécondation.

On pourrait en déduire par effet ricochet que le Complètement d'images renseigne sur la capacité qu'a un être humain à utiliser l'ensemble de son appareil symbolique, ce qu'on appelle l'intelligence. Le Complètement d'images se retrouverait donc sollicité de manière assez peu différentielle dans les pathologies, parce qu'il n'y a pas de pathologies sans symbolique. Nous pouvons donc, à partir des stratégies discursives mais aussi des réponses de détail données dans le Complètement d'images, élaborer une analyse qualitative des théories mentales du sujet et pas uniquement rendre compte de l'efficience intellectuelle et des capacités d'observation. D'excellentes performances sont repérées chez les paranoïaques (elles sont dues à une sorte d'hyperacuité) et chez des personnes de capacités mentales et cognitives hors du commun. Ceci implique à rebours que *l'observation attentive du détail signifiant, lu dans un système de codification interprétative, est effectivement au fondement même de la paranoïa.* Il n'y a pas de possibilité en effet d'élaborer une relation à l'altérité qui ne s'origine dans ce fondement même de l'expérience de l'autre vécue en tant que danger, et par conséquent de la capacité à attribuer des théories mentales à l'autre, c'est-à-dire justement la paranoïa. *Le modèle de la personnalité psychodynamique, c'est la paranoïa non psychotique*, c'est-à-dire avec tout ce qu'elle aborde comme arsenal d'élaboration discursive, interprétative et transductive, l'influence[97], etc. Nous entendons d'ailleurs combien la métaphore est la preuve que le langage n'est pas du tout ni un code, ni un processus de désignation. Et c'est dans cette expérience commune de la métaphore que les êtres humains ont lentement construit la croyance dans la télépathie. La télépathie existe, c'est la métaphore.

Le test de Complètement d'images sollicite, tel qu'il est conçu, plusieurs forces et capacités psychiques du moi. La capacité discriminative ne peut être mise en place et être efficace que si le Moi réalité opère et délègue un renoncement au Moi plaisir. Il est impossible pour réussir cette épreuve de s'en tenir au *premier abord*. Premièrement, parce que l'opération perceptive gestaltiste va à l'encontre même du test. L'absence du détail à l'item n°21 n'a strictement aucune importance ni d'un point de vue fonctionnel ni d'un point de vue formel, le Moi doit donc ne pas satisfaire d'une lecture perceptive immédiate pour

[97] *Ainsi, la paranoïa est celle qui a certainement élaboré la métaphore.*

s'orienter vers un renoncement perceptif par le biais de la soumission à la consigne. Un renoncement doit aussi s'opérer sur le plan hallucinatoire. Aussi, toute réussite à l'épreuve de Complètement d'images devra s'accompagner de la conclusion psychodynamique que persiste un contact avec le monde tant dans ses aspects symboliques qu'imaginaires.

La faible corrélation du subtest avec les autres subtests et avec l'échelle globale montre combien ce subtest a une *fonction qualitative majeure.* De plus, il est particulièrement intéressant d'indiquer qu'il s'éloigne lentement du champ général du test global pour réserver sa fonction à une coloration de quelque chose que j'appelle le tropisme psychique. *Un bon score à ce subtest est l'indice d'un bon fonctionnement de ce tropisme et de la mémoire implicite.*

Le Complètement d'images et l'Assemblage d'objets peuvent être mis en rapport avec les Cubes du point de vue de la confrontation à l'objet externe. Il est nécessaire que cet objet externe, dans un monde d'expérience concrète, soit comparé à un « objet » interne. En bref, il est nécessaire que l'objet concret présenté dans sa forme soit confronté à la représentation mentale de l'objet. Cela suppose à minima une opération qui est de solliciter un tropisme mental orienté vers la représentation mentale elle-même, c'est-à-dire que le sujet doit retrouver dans sa mémoire l'objet engrammé pour pouvoir traiter cet objet dans la différence. Autrement dit, pour pouvoir opérer cela, il faut aussi que d'autres activités soient sollicitées : les activités de mémoire et de discrimination. Le sujet utilise l'activité mnésique, la discrimination entre l'objet externe et la représentation interne de l'objet. Il va devoir faire fi de l'expérience concrète au profit de la confrontation à l'objet mental, ce qui sur un plan métapsychologique est en premier lieu la capacité qu'a le moi à faire la distinction entre l'objet concret et l'hallucination et aussi entre l'objet concret et la capacité à retrouver les formes de l'objet elles-mêmes rapportées à un ensemble logique définissant cet objet.

Une dernière opération requise est le plaisir qu'il y a à retrouver l'image mentale, l'image hallucinatoire, plaisir dont on sait grâce à Freud qu'il organise un système aperceptif interne mis en place par le Moi-plaisir. Et ce alors que le moi, de l'autre côté, va étudier la différence avec l'objet concret en faisant appel cette fois-ci au Moi-réalité. La confrontation des deux objets nécessite la mise en place adéquate du clivage fondamental du Moi et présentera donc une source de renseignement énorme sur le fonctionnement souple du moi-plaisir et du Moi-réalité. En effet, la personne qui ne voit pas le détail qui manque ne le voit pas forcément par défaut logique, mais peut très bien ne pas voir le détail qui manque par soumission au Moi-plaisir qui se contente alors de retrouver l'objet interne perceptif dans une action pseudo hallucinatoire au dépend de l'adéquation qu'on lui demande. Il n'est donc pas étonnant qu'on puisse ici lire un mode de fonctionnement mental privilégié que l'on va retrouver chez les introversifs au Rorschach, au profit d'un succès qu'on rencontrera chez les extraversifs, ce qui veut dire que les extraversifs, ayant une capacité à mieux tenir compte de l'objet externe présenteront donc une adaptabilité plus grande. Il n'est donc pas étonnant qu'au Rorschach, les personnes qui ont des types de résonance intime renvoyant à la prééminence du monde interne sur le monde externe présentent justement un degré d'adaptabilité plus faible. Ce jeu souple des fonctions mentales doit être lu immédiatement à la lecture du protocole de la WAIS.

Profils diagnostiques

En ce qui concerne les corrélations du subtest Complètement d'images avec la compréhension verbale, l'organisation perceptive, la mémoire de travail et la vitesse de traitement, les corrélations sont faibles. Nous ne devons donc pas tenir compte des rapports Complètement d'images, compréhension verbale sur un plan quantitatif. Nous ne devons pas non plus tenir compte de la mémoire de travail qui est d'ailleurs une notion difficilement interprétable ainsi que la vitesse de traitement. Quant à l'organisation perceptive, il s'agit en fait d'une efficience perceptive. Autrement dit, je déconseille très fortement que le Complètement d'images soit interprété sur un plan qualitatif en relation avec un des trois vecteurs de la WAIS-III.

Pour en revenir strictement à l'action sollicitée chez le sujet dans Complètement d'images, on notera que la grande détérioration au Complètement d'images ainsi qu'aux Cubes et à Code, parfois au reste du Performal souligne l'*organicité*.

Les *désordres caractériels* échouent souvent aux items faciles et s'accompagnent souvent d'échecs à Arrangement d'images. Ainsi d'ailleurs que les *psychopathies*. Pour ces personnes, les profils sont les mêmes que précédemment et ils sont associés à un indice de socialité faible.

Les schizophrènes détériorés et les psychotiques aigus connaissent le plus grand nombre d'échecs.

Puis, réussissent un peu mieux, avec un certain recouvrement dans les scores, les *schizophrènes aigus* et *chroniques* et enfin les *névrosés*.

J'attire l'attention sur le fait que la détérioration mentale entraîne une *perte de l'efficience* au Complètement d'images. La raison peut être que la discrimination perceptive demande une tension psychique plus élevée car elle suppose des opérations de classification, de sériation et d'appartenance. On peut aussi invoquer que la détérioration mentale, comme effet défensif de la dépression, s'accompagne d'une grande indifférence allocentrique. Enfin, toujours à propos de la détérioration mentale, on sait qu'elle s'accompagne d'une confusion perceptive que l'on repère aussi bien dans le champ du langage que celui des images. Les *états oniroïdes* s'accompagnent aussi d'un échec à Complètement d'images. Il suffit d'invoquer ici l'imagerie rébusive du rêve pour s'en convaincre.

On relèvera pour mémoire que l'observation des cartes, qu'on trouve dans la WAIS antérieure, est grandement contaminée par les lois gestaltistes ; ce point est développé plus bas.

Le subtest est échoué par rapport au Vocabulaire avec un Ambitus-index inférieur à 100 chez les *dépressifs*, cela est souvent dû à la chute de la partie Performance dans son ensemble. Alors que chez les *schizophrènes paranoïdes*, le Complètement d'images est plus haut que les autres subtests de Performances[98], ce point mérite cependant d'être nuancé par les scores relativement élevés dans les structures schizophréniques ayant conservé un contact avec la stimulation intellectuelle de l'environnement.

Ce profil se retrouve aussi chez les *paranoïdes*, au début de l'engagement dans la pathologie, et les *obsessifs*. Les *compulsifs* et les *hystériques* ont une performance faible par rapport au Vocabulaire et au Performal. L'excès de contrainte (il s'agit de *névrose de contrainte* qui peut présenter deux voies pathologiques : obsessive et compulsive) entraîne aussi une chute du score. C'est sur l'objet total que le doute s'exerce.

D'autres échecs peuvent apparaître au Complètement d'images dans la non-adéquation du dessin et de la réalité, qui sollicite souvent des critiques de la forme. Il est tout à fait frappant de rencontrer ces remarques chez les enfants lors de la présentation d'images narratives, que cela soit au test de Patte noire ou encore au CAT. Ceci permet de repérer tout de suite un mécanisme rétrogressif chez les adultes qui en viendraient à utiliser des remarques enfantines, des critiques de forme, tout à fait caractéristiques des défenses narcissiques chez les enfants n'ayant surtout pas encore atteint l'âge de 7 à 8 ans.

Conclusion

Le Complètement d'images, épreuve d'attention et de concentration, sollicite la relation à l'objet libidinal total et par ce biais, la capacité du sujet à utiliser le rapport de l'objet aux parties de l'objet.

De plus, la prise en compte des stratégies discursives permettra une analyse qualitative des théories mentales du sujet.

---

[98] *On comprend bien sûr qu'il s'agit d'une étape de la décompensation.*

CODE

Présentation historique

Le Code est un des plus anciens tests psychologiques. On le retrouve dans une grande variété d'échelles d'efficience. Il est demandé au sujet d'associer certains symboles avec certains autres symboles et la rapidité et la précision avec lesquelles il le fait servent de mesure de son aptitude. Wechsler signale que pour les illettrés n'ayant aucune pratique du crayon et du papier, le test est déconcertant.

Le Code a été tiré du test de l'Army Alpha. Il a une mauvaise corrélation avec tous les subtests, ce qui lui donne une place clinique singulière parce qu'elle est sensible au vieillissement, entendu comme un ralentissement de la vitesse de traitement (son score baissant avec l'âge). Je ne pense pas qu'il s'agit là de la seule explication, nous y reviendrons plus loin.

Le test actuel

Il comprend une série de cases, chacune caractérisée par un chiffre, et une série de cases vierges, strictement placées au-dessous. Neuf chiffres différents sont utilisés excepté le zéro. À ces neuf chiffres sont associés neuf signes de manière bijective.

Le total de cases vierges est de cent trente-trois. Cette série de cases doit être remplie par le signe afférent au chiffre. La personne testée a à sa disposition une phase d'entraînement puis passe à l'épreuve chronométrée.

Comparaison des versions R et III

Une rangée d'items a été ajoutée. Chaque symbole a été légèrement agrandi. Une nouvelle présentation permet de diminuer un éventuel risque qu'un sujet gaucher cache le modèle en travaillant.

Pour la notation, les sept exemples ne sont pas comptés. Il ne faut pas donner de points aux cases remplies correctement, mais sans respecter l'ordre de succession. En définitive, les consignes et règles de notations sont les mêmes pour les deux WAIS.

Il existe dorénavant 2 épreuves optionnelles dans la WAIS-III qui ne sont pas utilisées dans le calcul des notes : Apprentissage incident et Rappel copie.

Passation

Elle inclut le score virtuel.

On demandera au sujet de bien vouloir mener l'épreuve jusqu'au bout. La cotation tient bien évidemment compte de cet infléchissement. Le psychologue notera la case remplie en dernier dans le temps *imparti par le manuel* puis le temps mis pour l'épreuve dans sa totalité.

Comme toujours pour obtenir le score virtuel, le test doit être mené jusqu'au bout sans temps limite. On peut stimuler le sujet s'il est un peu fatigué, l'encourager par exemple. Il y a une phase où la personne doit comprendre comment ça fonctionne.

Je recommande à l'examinateur de prêter attention et d'inscrire les changements de rythme qui surviennent pendant l'exécution. Méritent considération, en particulier, les tendances générales à l'augmentation ou à la diminution de la vitesse, en tant qu'elles mesurent la rapidité de l'intégration d'une tâche et la fatigabilité, aussi bien que les aléas de l'attention.

Cotation

La cotation réelle bien évidemment suit le manuel. On cote 1 point par case et on obtient par le total une note brute. Cette note brute obtenue est transformée en note standard. La note brute maximale pour la WAIS-III est 133.

La note virtuelle

À 120 secondes, on obtient un nombre de cases exactes, on divise le temps des 120 secondes par le nombre de cases exactes, on obtient un temps réel moyen par case (TR). Puis, on note le temps que la personne met pour remplir l'épreuve complète de Code. On compte le nombre de cases exactes dans l'ensemble de l'épreuve et l'on divise le temps total par le nombre de cases exactes. On obtient ainsi un temps virtuel moyen par case. On obtient donc un temps moyen par case pour la première partie de l'épreuve, et un temps moyen pour la totalité de l'épreuve.

On obtient une note standard réelle et l'on obtient la note virtuelle en multipliant la note standard réelle par une fraction dont le numérateur est le temps réel moyen par case et le dénominateur le temps virtuel moyen par case. Ainsi, la note virtuelle peut baisser ou monter. On dispose ainsi de lectures qualitatives sur la capacité à maintenir une action cognitive dans le temps.

Interprétation du score virtuel

Le rapport des temps, c'est-à-dire le temps réel moyen sur le temps virtuel moyen indique la résistance et l'endurance mentale du sujet.

Si *le rapport est de 1*, l'endurance n'améliore pas l'apprentissage.

Si *le rapport est inférieur à l'unité*, non seulement l'apprentissage ne permet pas d'augmenter l'efficience, mais la concentration mentale baisse avec le temps. De surcroît, l'anxiété domine l'exercice. On ira tout de suite lire le niveau de réussite à Mémoire des chiffres. Si le résultat à ce subtest est au-dessus de la note du Code et qu'elle est au moins moyenne dans l'absolu, l'*anxiété* ne s'exprime que sur un plan moteur et touche donc les processus de réalisation. La confirmation se verra dans une mauvaise note à Arrangements d'images. Si Arrangement d'images est bon et que Mémoire des chiffres est au-dessus du Code, se manifeste de l'enjeu émotionnel au sein des représentations, enjeu soutenu par le mécanisme de l'isolation. Un *obsessif* peut présenter cette caractéristique, avec un bon niveau de Vocabulaire.

Si *le rapport est supérieur à 1*, l'apprentissage est correct, *l'endurance augmente l'efficience.* La rétrogression diminue. Le sujet est capable donc de mettre en place des capacités autoplastiques et d'assimilation.

Outre le fait que ce test nous renseigne sur l'isolation[99] en tant que mécanisme de défense et son utilisation inhibitrice sur la performance idéomotrice, notamment dépressive, sur la capacité d'engrammation, outre le fait que le code nous renseigne aussi sur la capacité à construire une image mentale faisant correspondre la forme géométrique stimulus avec la forme arithmétique réponse et d'y avoir accès, le Code nous fournit de précieux renseignements sur la capacité d'endurance cognitive du sujet.

---

[99] *Voir plus bas dans le sous-chapitre Interprétation.*

Nous aurons un triple renseignement psychodynamique et cognitif, ainsi que sur le plan de l'endurance, ce qu'on appelle sous le vieux terme d'énergie mentale. En d'autres termes, du point de vue strictement comparatif du temps réel et du temps virtuel, nous avons un excellent renseignement sur ce qu'on appelle le contrôle mental. Du point de vue phénoménologique, *le contrôle mental est la capacité de maintenir à la conscience un objet de l'intention.*

Les items

L'analyse graphique des items n'a à ma connaissance jamais été accomplie.

Si on observe les cases du Code dans leur construction, on relèvera que chaque stimulus géométrique proposé porte en lui une orientation générale dévoilant le chiffre associé. Je ne peux ici donner plus de détails sans « révéler » l'association graphique qui deviendrait une solution.

Rares, dans mon expérience, sont ceux qui ont perçu ces structures internes. Inutile de préciser que ces personnes vont jusqu'au bout du Code sans même vérifier, et que leurs scores aux autres épreuves sont à l'avenant[100].

Interprétation clinique

D'après Wechsler, ce test ne peut évidemment pas être employé avec les illettrés et pour l'examen de tels individus, il est supprimé de l'Échelle utilisée.

Le test de Code ne tient pas avec l'âge. En effet, les notes moyennes à ce test commencent à décroître de façon très marquée avec l'âge, et ce, après 25 ans, à partir de 35 et surtout de 40 ans. Cette décroissance d'aptitude se révèle plus ou moins

---

[100] *Certains présentent des scores aux subtests plafonnés dans tous les subtests. C'est là une limite considérable de l'échelle.*

proportionnelle à la capacité originelle de l'individu telle qu'elle est mesurée par la note totale. C'est avec le test de Mémoire immédiate des Chiffres que le test de Code a la meilleure corrélation, la plus faible est avec l'Assemblage d'objets.

En général, on considère que le Code est un test de vitesse psychomotrice. Le retard psychomoteur se manifeste plus clairement à ce subtest et aux Cubes.

La coordination visuomotrice dans ce subtest s'exprime dans la syntonisation de la perception visuelle (ou mémoire) du symbole et du chiffre, dans l'orientation spatiovisuelle, spatiomotrice et dans l'acte semi habituel qui consiste à exécuter un dessin. Ceci étant, la part psychomotrice est très sur évaluée et le Code peut tout aussi bien être assimilé à une *mesure de l'adaptabilité au stress* et du maintien du *contrôle mental*. Il suffit pour cela de se rabattre sur l'observation clinique. Le niveau quantitatif révèle ainsi ce qu'on appelle le contrôle mental et permet d'avoir un repérage de l'efficience même dans un système de frustration ou d'obligation de ce système.

L'*anxiété* détériore le score. L'action motrice est perturbée, hésitante. Il s'ensuit des vérifications qui relèvent très fréquemment du doute névrotique. La fonction verbale peut aussi devenir le canal du langage régulateur. Cette rétrogression lestant elle aussi la performance.

L'interprétation du Code doit être faite avec prudence parce qu'il s'agit d'abord d'une situation infantile qui oblige la personne à opter pour un exercice qu'elle ne pratiquerait pas à l'âge adulte, et que devant cette rétrogression, les personnes trahissent une restauration s'exprimant dans la méthode utilisée.

Il nous faut essayer de comprendre ce qui est en jeu dans le Code. La première chose que l'on constate est que le signe que l'on doit produire (un signe a deux pentes) est une représentation formelle associée à une représentation verbale. Le Code traduit ainsi *la capacité qu'a un sujet à utiliser un système symbolique préétabli* et renseigne sur le rapport d'intimité que le sujet a au monde symbolique préétabli. Il faut donc faire très attention au type de score au Code en relation avec le Vocabulaire. Cette capacité va solliciter une autre capacité qui est de retrouver en soi un système d'opération basé sur les mêmes signes qui sont utilisés dans le Code, comme la Mémoire des chiffres et Arithmétique. Il n'est donc pas étonnant qu'on trouve un lien entre la Mémoire des chiffres et le Code. Je disais que le Code sollicite deux systèmes de représentation et j'attire l'attention sur le fait que le premier système de représentation a à voir avec quelque chose que nous pourrions appeler *le pictogramme*, lequel est un signe qui renvoie à une fonction ou un objet mais qui n'est pas pris dans le champ symbolique, ce qui serait alors un idéogramme. Autrement dit, l'efficacité du code nous renseigne aussi sur *la capacité qu'a le sujet à traiter l'angoisse et à affronter un monde étrange*. De plus, ces représentations verbales sont des représentations qui se situent au niveau préconscient. Le Code consiste à écrire la solution du Code : R1 R2 ou R1 R2 sont les deux faces du signe.

Nous sommes confrontés à deux temps : le temps cognitif qui va rendre compte du contrôle mental du sujet et le temps psychique qu'on peut qualifier de temps intuitif, le temps de l'insight. Ces deux temps sont sollicités, on peut les retrouver dans des opérations mathématiques et ils se perçoivent tout autant dans l'Arrangement d'images (capacité à la traduction). La connaissance intuitive n'est pas une connaissance diachronique, mais synchronique alors que le temps cognitif est une connaissance diachronique. On s'aperçoit facilement qu'il ne peut pas y avoir de mise en jeu d'une vraie pensée si ces deux registres ne sont pas reliés, car nous savons que les modalités de pensée par le langage et que le langage lui-même est instruit autour du diachronisme et du synchronisme.

Certaines personnes abordent cette tâche à peu près comme une personne instruite essayant pour la première fois d'écrire l'alphabet à caractères spéciaux d'une langue étrangère, les lettres ne sont pas écrites, mais copiées.

La personne qui explore le code par catégorie pratique un mode d'isolation aux fins de faire face à une problématique qui suscite en elle justement la non-isolation (lien entre deux représentations). Autrement dit, les personnes qui vont utiliser la réponse au Code par catégories sont en fait victimes d'une telle isolation. Elles ne maintiennent pas le lien d'une représentation à une autre représentation parce que le travail qu'elles sont obligées de faire (associer une représentation source à une représentation image) demande un tel effort qu'elles ne peuvent pas accepter de délocaliser l'investissement cognitif de la première représentation stimulus pour aller à la deuxième représentation stimulus et réopérer une deuxième représentation image ou en tout cas une réponse. Elles préfèrent un registre d'isolation qui les satisfait. Au contraire, les personnes (et c'est la plupart) qui répondent au Code dans l'ordre linéaire se trouvent confrontées à une problématique qui varie quantitativement et qualitativement suivant le type de structure de personnalité. L'ensemble pictogrammique auquel nous avons affaire, comme dans la série des stimuli, n'est pas relié à des fonctions verbales, en termes de représentation, et c'est justement ce qui apparaît dans la représentation-chose. Et nous savons par ailleurs que ces représentations choses ont un lieu d'électivité dans la topique psychique : l'inconscient, tandis que les représentations verbales qui sont représentées ici même par les chiffres, sont elles-mêmes à la limite de la représentation-chose.

Graphiquement, *la première tactique* est la réponse qui se fait de manière linéaire, alphabétique. La personne vérifie la case sans arrêt et reste dans ce battement bipolaire case/signe/case/signe. Elle est très dépendante du monde extérieur et au contraire n'arrive pas à assimiler un processus, à prendre le risque d'élaborer leur propre bagage et de faire route. Elles se soumettent à un ordonnancement, à des règles cognitives qu'on leur donne et ces personnes bien sûr vont avoir une extratensivité, plutôt des types rétractés, peu d'engagements personnels. *La deuxième tactique* est une réponse qui se fait par catégorie. La personne va essayer d'intégrer le système, c'est-à-dire qu'au lieu d'aller vérifier sur le mode case/signe, au lieu de percevoir des schèmes d'ordonnancement globaux dans les figures, intégrera mnésiquement les signes. *La troisième tactique* consiste à trouver entre les représentations visuelles, entre signes visuels, des points communs qui permettent à la personne de ne plus regarder les modèles, c'est-à-dire tenter de découvrir une loi. Ce sont des personnes qui ont compris les rapports de contiguïté iconique entre les deux systèmes de représentation. Ces personnes repèrent souvent assez vite que chacun des graphèmes est en puissance un pictogramme. Un examen de ces graphèmes montre une structure interne qui détermine le chiffre à laquelle il est associé. Je ne sais si cette remarque a déjà été faite, mais c'est pour ma part quelque chose que j'ai pu vérifier dès le début de ma pratique de psychologue. Le rapport qui existe entre le chiffre et le graphème est le même que celui résidant au sein du rapport écriture démotique et hiéroglyphique, ou bien entre l'arrivée des minuscules dans l'histoire de l'écriture et les majuscules. Le Code est ici un écho réduit du signe.

Les *individus névrotiquement instables* ont aussi tendance à réussir plutôt mal le Code. Cette infériorité fut déjà notée en 1923, par Tendler qui hypothèse une ***rigidité associative*** chez le sujet, et une tendance à la ***confusion mentale***. Il a aussi invoqué la ***difficulté à se concentrer.*** La performance médiocre des névrotiques correspondrait à une efficience mentale amoindrie, plutôt qu'à un affaiblissement de la capacité intellectuelle.

Les personnes qui ont une détérioration mentale ou qui ont des troubles de la pensée, une certaine lenteur vont peut-être avoir un score faible au Code mais il faudra être vigilant, non pas sur les rapports quantitatifs du Code à l'ensemble de l'échelle, mais sur les *rapports qualitatifs* du Code. Y a-t-il persévération ou non ?

La première chose à examiner est donc le niveau de tactique utilisé. Il est clair que l'intelligence concrète est fortement sollicitée, en conséquence on ne s'étonnera pas d'un bon score au Code et médiocre à Similitudes avec plus ou moins deux points de différence[101].

---

[101] *Je rappelle que si l'on tient compte des erreurs types, des coefficients de fidélité, des indices d'intercorrélations, on peut avoir à l'esprit que tout écart de deux*

Autrement dit, la difficulté est que cette épreuve sollicite une ***linéarité discursive syntaxique*** qui elle-même est sans arrêt contre balancée ou attaquée par une ***non-répétitivité des séquences***, ce qui fait que très vite, ce test ***invite la persévération***.

Profils diagnostiques

Une grande détérioration de la vitesse psychomotrice, qui se reflète dans la cote à Code, est très directement liée à la présence de *tendances dépressives ou de détérioration schizophrénique.* Plus grave est la *dépression*, plus grande est la détérioration de la vitesse visuomotrice. Par conséquent, pour le diagnostic, il est possible d'évaluer la gravité de la dépression à partir de la détérioration au Code. Une note inférieure de six points ou plus au Vocabulaire indique une dépression de degré psychotique, l'Ambitus-index et ratio (surtout) sont discordants (respectivement inférieur à 100 et supérieur à 0,02).

On trouve souvent chez les *schizophrènes* une détérioration du Code. Il arrive cependant que des schizophrénies surproductives réussissent très bien à ce sous-test.

Dans une *structure névrotique*, on notera pour mémoire que plus le Code est échoué, plus la détérioration mentale liée à la pathologie névrotique est grave. Ceci implique aussi qu'on peut espérer pouvoir solliciter un minimum de sthénie autothérapeutique dans une névrose lorsqu'on aura un Code qui est au moins moyen alors même qu'on aura une structure névrotique.

On ne rencontre pratiquement pas de scores inférieurs à 7 chez les *sujets sainement efficients*, même enclins à des variations d'humeur dépressives.

---

points entre des subtests doit attirer l'attention, que tout écart de trois points est significatif. Enfin, que la zone moyenne resserre les écarts de notes, la zone supérieure les disjoint, la zone inférieure les comprime, mais on préfère utiliser les ambitus.

Un rendement relativement faible est, en général, un signe de *dépression pathologique* ou, moins fréquemment, de quelque *désordre schizophrénique.*

La note faible indique un registre de l'isolation particulièrement élevé une fois que l'on a évacué la lenteur psychomotrice sous-jacente.

Pour les scores virtuels et leur interprétation diagnostique, on se reportera au chapitre concerné nonobstant ce qui est dit plus haut.

Conclusion

Le test de Code est une excellente mesure de l'isolation, des rapports hystériques et obsessionnels à une tâche, de la soumission au réel et surtout du niveau de détérioration par le biais psychomoteur. Elle utilise le contrôle mental, l'attention et la concentration.

Notons, à l'instar de Bourgès, que la défense phobique (accrochage à l'objet contraphobique) peut être très réussie, aux contraires d'autres épreuves. Si la note au contraire est normale (≈10,11) pour un âge inférieur à huit ans, c'est le signe de la réémergence inhibitrice de représentations œdipiennes. On peut alors confirmer cela par un échec à Arithmétique et Mémoire des chiffres.

Enfin, il faudra toujours comparer le score au Code à celui des autres épreuves visuomotrices.

MATRICES

Présentation historique

Les Matrices sont parmi les plus anciennes épreuves d'intelligence[102]. Je ne connais pas précisément les choix qui ont présidé à l'établissement de ce subtest.

Comparaison des versions R et III

La comparaison n'a pas de sens, au vu du non-recours aux matrices dans les formes antécédentes de l'échelle.

Passation

On suivra le manuel tout en proposant l'épreuve depuis le début. Ici aussi, il n'y a pas d'ordre inverse.

Cotation

La cotation réelle s'effectue comme dans le manuel.

---

102 *Les Progressives-Matrices entre autres sources.*

La note virtuelle

La cotation virtuelle est produite comme pour les autres subtests en menant l'épreuve jusqu'au bout, donc en dépassant le temps réel, mais en notant, bien entendu, le dépassement de la limite.

Interprétation du score virtuel

La note virtuelle rend compte des capacités d'intelligence catégorielle du sujet, ce bien au-delà de son efficience. La conception d'une intelligence dépendante du temps est ici battue en brèche. Cela nous ouvre des perspectives riches de possibilités pronostiques. Le score virtuel, notamment chez les pathologies lourdes, est un bon indicateur de l'évolution notamment avec une prise en charge thérapeutique.

Les items

Voici une présentation des exemples.

Exemple A : On note une sollicitation de la discontinuité de la forme, la persévération, la discrimination (toujours). Il peut donc y avoir une bonne réponse par persévération (couleurs).

Exemple B : On observe la continuité gestaltiste, la discrimination et la persévération.

Exemple C : La série est mise en jeu, mais des réponses originales peuvent être apportées par l'introduction d'une autre forme pour faire une nouvelle série.

Les matrices ont pour caractéristiques d'être toujours finies.

Voici une analyse des items qui comprend les éléments à prendre en compte.

Carte 1: Continuité/Persévération/Complètement de gestalt.

Carte 2: Continuité/Complément de gestalt/Persévération.

***Carte 3**:* Accouplement, raisonnement par dyade. Le choix peut se faire par parité ou par génération.

Carte 4: Elle fait appel à la réponse substrative qui consiste à chercher un élément manquant de manière strictement adéquate. La différence des sexes est ici opérationnelle. À cette carte, une bonne réponse peut être également liée à une persévération.

Carte 5 : Continuité de gestalt/la bonne réponse peut être liée à une persévération.

***Carte 6**:* Symétrie/Contrasymétrie/Projection du corps Gestalt.

***Carte 7**:* Organisation contrasymétrique/ Projection de l'axe corporel/ Continuité de la gestalt/ Persévération.

Carte 8 : Discrimination Haut-Bas/Chiralité/Introduction de la maturation.

***Carte 9*:** Temporalité. Il existe une autre réponse possible qui vient clore la série. Toute personne donnant cette réponse devra être considérée comme originale. Si nous sommes rigoureux, nous observons que les raisonnements impliqués dans les Matrices sont clos. Leur argument est basé sur la clôture de la Matrice.

Carte 10: Manque/Génération syntaxique/Gestalt/Maturation en jeu.

***Carte 11**:* Temporalité/Similarité. La suite va dans le sens de « si on grandit[103], on perd ». Cela renvoie à la castration, au retour de la pulsion (puberté). Tout échec ici indique un point de fixation à ce niveau.

***Carte 12**:* Temporalité/Latéralisation/Diachronie inversée. Cette matrice n'est pas close.

Carte 13 : Complètement de forme/Persévération/Perturbation des orientations et latéralisa-

---

[103] *Grandir est ici l'équivalent et le conséquent du déroulement du temps.*

tion. La solution ne peut être trouvée qu'en ayant recours à une logique psychotique : (1+1=1).

Carte 14 : Identité du schéma corporel / Persistance du schéma corporel. Les solutions sont différentes suivant qu'on introduit la verticalité, l'horizontalité et la discursivité. Si on raisonne en matrice close, on a une réponse basée sur la verticalité qui rejoint la réponse basée sur l'horizontalité. Il faut imaginer une rotation pour trouver la réponse. La bonne réponse ne signifie pas que la construction de l'item ait été trouvée.

Carte 15 : Cet item est semblable au 13 et proche du 4.

Carte 16 : Cet item est semblable au 13 auquel on ajoute la problématique du morcellement.

Carte 17 : On n'est plus dans une solution paradigmatique, mais syntagmatique. Elle concerne une certaine vision du rapport sexuel : la complémentarité. Souvent, le rapport sexuel est vécu comme un encastrement (cf. la théorie ésodienne, reprise par Platon) « depuis chacun cherche sa moitié ! »

***Carte 18** :* Cet item est semblable au 11.

***Carte 19** :* La solution ici peut être aussi la dégradation avec des mouvements contraires.

Carte 20 : Continuité/Diachronie/Rotation. On note que les cartes 19 et 20 induisent un recul par rapport aux difficultés cognitives sollicitées en 17 et 18.

Carte 21 : Carte topologique/Soumission au sens commun. On considèrera comme bonne réponse toute solution qui impliquera une opération sur le ruban en deux plis, ces plis n'étant pas forcément appliqués de droite à gauche.

Carte 22 : Suite diachronique/Continuité/Chiralité. La bonne réponse du manuel suppose des solutions par juxtaposition et par opposition symétrique. La matrice est composée de telle manière qu'elle introduit une continuité externe à la matrice. La réponse est plus gestaltiste que logique.

***Carte 23** :* Le raisonnement n'est pas déductif, mais constatatif. Les matrices sollicitent une logique du corps, une logique matérielle. Quand d'autres solutions sont inventées, il y a jonglage entre le matériel et l'intellectuel. De plus, si les couleurs prédominent dans le choix, le sujet choisit d'abord l'affect.

Carte 24 : Problématique similaire à la carte 12. La matrice n'est pas close. Elle devrait être éliminée du subtest. Il faut rajouter de nombreuses cases pour que ce soit une matrice close.

Carte 25 : Structure logique de dénombrement/Symétrie du corps/Position/Manque.

Carte 26 : Structure logique de dénombrement/Symétrie du corps/Position /Manque. La matrice n'est pas close. Elle est beaucoup plus difficile que le reste des items.

Interprétation clinique

La qualité discriminative des Matrices est beaucoup moins évidente qu'il n'y paraît, et ce, pour la raison que répondre aux Matrices, bien que s'appuyant sur la découverte d'une loi et de son application, suppose entrer dans un moule logique qui a largement prouvé son insuffisance, ne serait-ce que par le défaut d'ambiguïté interne.

La Matrice porte cependant bien son nom. Elle consiste toujours en une loi générationnelle. En ce sens, les commentaires s'appuient délibérément sur une sémiotique sexuelle. Il est bien évident que seuls des esprits chagrins peuvent s'offusquer de ce qui est somme toute l'ordre des choses. Nous voyons ici combien la généalogie (syntaxique discursive) joue son rôle, pas moins que la structure d'une chaîne signifiante. C'est à ce titre que les Matrices participent à la zone modale.

Conclusion

Les Matrices mettent en jeu l'intelligence catégorielle ainsi que l'organisation logique.

SEQUENCE LETTRES CHIFFRES

Présentation historique

Je n'ai aucun élément sur l'histoire de ce test et les rapports qu'il entretient avec la WAIS.

Passation et cotation

On fera là aussi passer l'épreuve comme indiqué dans le manuel et on cotera selon le manuel.

Les items

La rétention semble plus facile ici, par les comparaisons que j'ai effectuées sur quelques sujets en leur demandant de produire un classement entre les chiffres pairs et impairs avec les items de Mémoire des chiffres d'un côté, et Lettres-Chiffres avec les items de la Séquence Lettres-Chiffres de l'autre. La séquence Lettre-chiffres est plus facile, car elle opère sur deux catégories de représentation déjà établies.

La note virtuelle

Ici, tous les items seront passés pour dégager une note virtuelle.

Interprétation du score virtuel

L'interprétation du score virtuel va dans le sens de l'amélioration de l'intention et du contrôle mental, si le score est meilleur que le score réel.

Interprétation clinique

On pourra interpréter la séquence Lettres-Chiffres, en regard de l'épreuve de Mémoire de chiffres. La Séquence Lettres-Chiffres est une bonne appréhension de l'intention. Elle est très sensible à l'anxiété. En général elle est concordance avec la mémoire de chiffres, voire souvent meilleure. Elle participe à la lecture du modal qu'elle constitue avec Symboles et Matrices.

SYMBOLES

Présentation historique

Ici aussi, j'ai très peu d'éléments, décrivant l'intégration des symboles dans la WAIS.

Passation et cotation

On fera là aussi passer l'épreuve comme indiqué dans le manuel et on cotera selon le manuel.

La note virtuelle

Ici, toute l'épreuve sera faite passée pour dégager une note virtuelle.

Interprétation du score virtuel

Le virtuel s'interprètera de la même manière que le Code.

Pour le calcul du profil virtuel, la méthode est la même que pour Code, on calcule :

- le temps moyen réel (temps réel total divisé par le nombre d'items réussis)
- le temps moyen virtuel (temps total divisé par le nombre d'items réussis).

On affecte le rapport temps moyen réel/temps moyen virtuel à la note standard réelle et on obtient la note standard virtuelle.

Interprétation clinique

Tout ce qui a été dit sur le Code est valable pour les Symboles. Le lien ici n'est pas établi, comme dans le Code, mais se trouve en quelque sorte implicite. Cela dit, la force de l'isolation est beaucoup plus grande dans le Code.

L'interprétation sur l'attention est ici valable ainsi que le recours à l'endurance mentale.

LES VOIES DE L'INTERPRETATION

Lorsque l'on fait passer une épreuve psychologique, qu'elle soit psychométrique, psychopathologique ou projective, toute la question est celle de la transmission scientifique, c'est-à-dire de l'indépendance des formes de l'objet et de ses modalités de transmission. Un des premiers points est que le locuté ou le récepteur du message puisse reconstituer l'expérience qui a produit l'objet indépendamment de la reconstitution de l'expérience. La cotation des tests est dans le domaine l'équivalent de ces niveaux de transmission. La cotation doit permettre de retrouver la réponse. Lorsque nous faisons passer une épreuve psychologique quelle qu'elle soit, nous avons en arrière-plan un terrain de recherche quantitatif. Mais la question de la quantité en psychopathologie et dans la théorie psychique n'est pas au premier chef celle de la psychométrie puisqu'on la trouve aussi bien dans la psychométrie, dans les recherches en psychopathologie quantitative que dans les théories de base de la psychanalyse. On trouvera dans ces théories une référence à Weber-Fechner et au deuxième principe de la thermodynamique explicitement, notamment dans *L'homme aux rats.*

Freud pose à ses débuts l'idée que la vie psychique humaine est un système clos. En tout cas, on est obligé de penser cela dans ces termes, au rebours de son texte, puisqu'il dira qu'il y a au niveau libidinal une constante d'énergie. Cette constante d'énergie ne fonctionne en fait que dans le système clos, au sein duquel l'énergie n'a pas augmenté, n'est pas réduite. La logique économique change tout à fait si on parle d'un apport d'énergie, ce que je pense pour ma part, par le monde extérieur. Cet apport d'énergie est non pas une énergie pulsionnelle, mais une énergie qui est au registre de la transmission qu'on pourrait presque qualifier de la symbolique dans la culture, toujours est-il que c'est entre autres un des apports de Piaget, de Vygostky ou de Winnicott. Mais ni les uns ni les autres n'ont proposé de repérer l'apport énergétique dans un système symbolique. Il s'agit de repérer avant tout que la question du quantitatif n'est pas rencontrée qu'au sein d'une psychologie expérimentale ; elle est au principe même des théories énergétiques, et ce, même dans un registre où l'on a un peu trop tendance à l'oublier.

Il n'est pas vain de rappeler donc que la psychanalyse fonctionne avec une métapsychologie et qu'elle n'est pas de la sémiotique ni une herméneutique. Autrement dit, parler d'un sens latent dans la planche du T.A.T. n'est pas de la psychanalyse, c'est de la sémiotique, ce qui est très différent. Si l'on parle de fonction maternelle, à propos de la planche 5 du Rorschach, c'est de la sémiotique. En effet, la psychanalyse ne consiste pas à lever du sens, un sens caché auquel l'accès immédiat est non venu, la psychanalyse consiste à « faire surgir » si je puis dire, dans une fracture signifiante. C'est-à-dire à l'entrecroisement de chaînes signifiantes dans lequel il y a un surgissement de sens qui n'est pas dû à une levée lente des sens superposés, mais à une irruption aberrante, une irruption incongrue. Il s'agit de la rencontre au moins de deux chaînes signifiantes, tandis que si nous lisons une chaîne signifiante, par exemple un roman, un tableau et que nous faisons plusieurs lectures de ce tableau jusqu'à y découvrir même une fonction sexuelle, c'est toujours de la sémiotique parce que nous ne travaillons que dans la strate analogique. Mais, nous ne touchons pas à cette chaîne, nous lisons la chaîne dans tous les sens. La question de la polysémie dans la langue et des niveaux symboliques ou anagogiques, etc. est une lecture riche, mais la lecture du sens ce n'est pas la psychanalyse, la lecture du sens est de l'herméneutique[104]. Là où la lecture symbolique se fait s'arrête le travail psychanalytique.

La fonction est une fonction au sens mathématique du terme, c'est-à-dire qu'il s'agit de procéder à une découpe discrète des énoncés en réponse au test, à les organiser en un ensemble de chiffres et à pouvoir après coup référer ces chiffres à une lecture symptomatologique. C'est ici que la psychométrie rencontre nécessairement de manière implicite ou non la notion de stades de développement, que ceux-ci soient conçus sur un mode discontinu[105] ou continu[106]. Inévitablement, cela suppose chez le psychologue l'intégration des données constitutionnelles du test. Le nombre de subtests va donc varier selon les théories sans compter l'indépassable discussion : est ce que l'intelligence relève oui ou non de la culture ? Et ce, comme si cette question était bien posée. Il nous faudra à un moment donné fonctionner avec une conception de l'intelligence qui pourra se transmettre d'un milieu scientifique à un autre milieu scientifique. Ce qui n'est pas rien. Si on prend les options piagétiennes, grosso modo, l'intelligence est le résultat d'un processus faisant du lien entre des schèmes mentaux issus eux-mêmes de l'accommodation de réactions circulaires primaires qui, par complexification progressive va donner des niveaux d'opération, lesquels sont pour lui atteints par toutes les personnes dans le potentiel sauf traumatisme, sauf fonction autistique, etc. sera le niveau formel. Ce que Piaget nous enseigne

---

[104] *On lira à ce propos des termes peut-être encore plus vigoureux chez J. Laplanche.*

[105] *Wallon est un marxiste ainsi que le sera son successeur, c'est-à-dire Zazzo et Piaget n'est pas du tout un marxiste.*

[105] *On verra donc apparaître une approche de la question de l'intelligence ainsi qu'une définition de cette intelligence chez Jov puis Vigotstky et Leontiev. Pour eux il est possible aussi d'avoir une appréhension de l'intelligence sous la réserve expresse que l'on intègre le double fonctionnement sujet-culture, il n'y a pas un sujet qui est isolé de l'action culturelle, il y a un sujet de l'histoire et de la culture.*

[106] *On lira avec profit toute la première partie de l'ouvrage de Grégoire sur les théories de l'intelligence bien qu'aucune analyse politique n'en soit faite.*

quand même est qu'il y a une très grande différence entre réciter quelque chose, c'est-à-dire citer un livre, être dans le psittacisme, c'est-à-dire répéter de bonnes formules et la capacité à produire spontanément une explication conceptuelle. Le problème avec Piaget est qu'il utilise une méthode question-réponse. C'est-à-dire une méthode clinique dans laquelle, de manière très sophistiquée, certes, il sollicite chez l'enfant un traitement de l'information et une réponse. Autrement dit, la question devient : L'intelligence est-elle simplement une capacité à résoudre des problèmes, posés de l'extérieur, ou bien une capacité à produire un problème et le résoudre ?

On aura à l'esprit que la psychologie quantitative et par conséquent la psychopathologie quantitative sont une approche qui n'a de signification, c'est-à-dire de sens vital, qu'en tant qu'on la considère comme un élément de la vie au sein de cette fonction. Aussi, décider qu'un certain nombre de signes est à priori représentatif, comme c'est le cas dans les grilles proposées dans les manuels de Rorschach par exemple, ou bien dans les premières grilles d'interprétation de Wechsler, est une position particulièrement fragile, voire purement idéologique. C'est aussi le cas du DSM, et dans une moindre mesure du CIM, car tout y relève de catégories d'appartenance. Or, ce qui compte (en asservissant notre analyse à la vie) est le lien fonctionnel entre tous les éléments. On ne peut considérer que telle ou telle quantité de signes appartient à telle ou telle catégorie. Tout d'abord parce que l'expérience clinique le montre et de plus parce que le raisonnement ne serait lié qu'à une dispersion mathématique dont les assises elles-mêmes, c'est-à-dire la méthode ayant présidé à l'établissement de l'épreuve, sont mouvantes. Déjà, Schafer signalait que les dispersions des profils n'étaient guère évidentes. Wechsler, dans ses travaux successifs a donné aussi de grandes grilles de lecture qui se perdent parfois dans leurs recoupements.

Le psychologue pourra avoir à l'esprit quelques règles de lecture qui sont les suivantes : lorsqu'une WAIS présente un score *moyen* sur un *plan absolu*, il faut s'attendre à ce qu'un profil général WAIS puisse être dessiné avec une variable de 1 à 2 points standards autour de cette moyenne, par le haut ou par le bas.

Les diagnostics du fonctionnement mental comparé au fonctionnement mental d'une population se feront toujours par la lecture du profil absolu. Les profils qualitatifs psychopathologiques et psychodynamiques se feront toujours par une lecture du profil relatif. Le profil relatif est un profil qui est établi autour de la moyenne du sujet, moyenne qui peut donc être très largement inférieure à la moyenne absolue attendue de la population. On lira avec attention les variabilités des scores des subtests autour de chaque moyenne du sujet. Indiquons pour l'instant qu'il existe donc deux grandes catégories de profil : le profil absolu et le profil relatif. À cela, il faudra rajouter la comparaison des profils réels et virtuels afin de mettre en place d'une part, la recherche des profils de trauma et d'autre part, l'évolution pronostique à partir d'une échelle.

Je rappelle aussi, à ce propos, qu'une épreuve comme celle de la WAIS, doit, ainsi que toutes les autres épreuves en matière de psychologie clinique projective ou clinique cognitive, bref toute analyse faite par un psychologue clinicien doit rendre compte de deux choses minimales, premièrement un aspect diagnostic et deuxièmement un aspect pronostic, c'est-à-dire la prévisibilité à partir des analyses qualitatives et quantitatives. Le qualitatif et le quantitatif étant présentés, ici, dissociés sur un plan uniquement pédagogique.

Je dois aussi préciser qu'un psychologue clinicien expérimenté peut se passer de tous les indices et de les calculer puisque pour ma part tout élément quantitatif est l'équivalent des classes lexicales ou des règles de grammaire dans une langue que l'on finit par parler sans plus y penser. Les échelles de Wechsler ne dispensent que des informations. Elles offrent des schèmes qui sont produits par l'histoire de la personne, son anamnèse, sa catamnèse, sa structure, son état. En effet, il n'est pas d'épreuves qui ne soient prises dans la psychogenèse. Elles restent ainsi, par leurs résultats, les images plus ou moins éloignées du temps où elles étaient en acquisition. Car il faut avoir à l'esprit la force de la psyché, son orientation psychodynamique plutôt que la collection de signes pathologiques. Toute épreuve est susceptible d'être un indicateur. Par exemple, pour les Cubes, l'Assemblage d'objets, les Matrices, ce sont les éléments suivants :

– Caractère discriminatif de la Gestalt avec rapport figure/fond.

– Caractère discriminatif de l'objet partiel/objet total. À ceci correspondent deux modes de pensée catégorielle : l'un métonymique (synecdoque), l'autre d'inclusion paradigmatique.

– Pensée catégorielle d'appartenance et d'exclusion.

– Capacité à retrouver l'objet interne et invocation de la permanence de l'objet.

– Temporalité psychique et psychologique distinguée dans la vie animique.

Toujours du point de vue psychométrique, S. Bourgès pensait que la pensée catégorielle était innée. Je le considère aussi sous réserve que l'on juge cette innéité en termes de construction lente, c'est-à-dire de constitution. Autrement dit, ce n'est pas le contenant qui permet le contenu, mais bien l'inverse. Déterminer un contenant, c'est déterminer ses limites ne serait-ce qu'au sein d'une typologie virtuelle. L'image du corps nous enseigne à l'aide de la terrifiante expérience du membre fantôme ou du syndrome de Cotard que le corporel permet le corps, que le corps est un effet d'un processus d'appartenance. L'application immédiate en est que le score à Similitudes peut-être falsifié par l'étayage de l'application de logique grammaticale.

La discordance

La loi des rendements décroissants prévoit que l'augmentation d'une valeur d'un facteur de production aboutit à une variation non proportionnelle de la production. Spearman s'appuie sur cette loi énoncée par Turgot en 1767 (étonnamment proche des principes thermodynamiques) pour avancer que plus l'efficience globale augmente, moins le facteur général participe aux scores et conséquemment les intercorrélations sont plus lâches. Ceci, en partie, oriente mes propres analyses en lesquelles j'indique que les regroupements des scores autour de la moyenne n'ont qu'une signification de normalité et non de pertinence. De plus, j'ajouterais que les scores éclatés ont peu de chance d'être lus dans le cadre d'une théorie générale incluant la mémoire de travail, etc.

En d'autres termes, toute structure stabilisée peut servir de lecture à ces facteurs tels que la mémoire de travail, la vitesse de traitement, mais plus le score général est élevé, plus le lien établi entre ces facteurs est lâche, plus ce qui a permis de les supposer perd de sa force et moins le facteur cognitif participe à ces scores[107]. Aussi, le rendement décroissant conduit à relever pour les scores élevés, l'augmentation d'une part autre que cognitive et l'éclatement des facteurs autres que le cognitif. Quant aux scores bas, ils doivent être plus liés au cognitif que les scores élevés.

Les notes brutes

Elles sont la base de la lecture qualitative. Les notes standards sont peu discriminatives. Quand on rapproche leur répartition de la taille des écarts types, cela saute aux yeux. Que peut signifier une note standard de 10 avec un écart-type de 3 ! Elle garde cependant toute sa valeur pour comparer un âge à un autre âge, et surtout un niveau à un autre niveau.

---

[107] *On sait que la tendance a longtemps été (d'abord suggérée par Wechsler) de prendre en compte un mode de calcul (moyenne divisée par 4 pour obtenir l'écart-type pour les QI aux alentours de la moyenne, mais il ne s'agit là que d'une analogie avec ce qui est dit ici). Ceci étant, cette méthode reste tout à fait valable.*

Généralités

La première erreur que font les cliniciens vient de la tendance à considérer que les subtests sont valables, tous de manière paritaire. Or, les subtests n'ont pas la même valeur entre eux, la même capacité de mesure et la même fidélité de mesure.

Le principe interprétatif sera fondé sur la valeur clinique d'un subtest. Cette valeur se définit par la participation de ce facteur à l'échelle globale, en général à chaque zone, verbale et performale. Cette participation est figurée par une pente corrélative positionnant le subtest sur un continuum d'appartenance à l'échelle. Comme de surcroît, sa participation est clinique, c'est dire combien l'aspect qualitatif est important lors de cette approche. On aura ainsi une vue de cette participation en se souvenant de ce que j'ai décrit dans chaque chapitre consacré à chaque subtest. Le Vocabulaire, stable[108], surtout par son expansion sémantique, tout au long de la vie, reste avec l'Information, la référence en matière d'analyse. Il n'empêche que le subtest Cube est aussi un superbe révélateur de l'efficience intellectuelle, avec les Matrices et les Similitudes, mais au regard du Vocabulaire, le Cube signera, selon sa valeur, avec le Code la dépression, la détérioration, etc.

Il est nécessaire de repérer le lien qu'a le subtest avec l'échelle performale ou verbale, selon qu'il s'agit d'un subtest verbal ou performal. La proximité d'un subtest d'une catégorie avec la zone de l'autre catégorie laisse facilement supposer un lien qui amarre plus ou moins le score. Par exemple, les Cubes ont un coefficient moyen d'intercorrélations avec les Similitudes de .41 et de .49[109] avec l'Arithmétique. Ces coefficients augmentent dans des tranches d'âge et baissent dans d'autres, mais en tous les cas cette distance est préservée. Cette zone de distance

[108] *La stabilité dont je parle est de trois niveaux : la note réelle, la note virtuelle, l'indice d'expansion c'est-à-dire* $\times \frac{\text{nombre d'items}}{\text{nombre total}}$ *définis.*

[109] *Pour la WAIS III bien évidemment. Une variation ultérieure n'est pas susceptible d'invalider cette interprétation.*

doit être évaluée. Ainsi, la plus grande distance de note se situe en moyenne entre le Code et le Complètement d'images. On va jusqu'à trouver dans une tranche d'âge (16-17 ans) un coefficient de .02 entre Code et Information, voire un antagonisme (-0,03) entre les Symboles et Arrangement d'images. Le grand intérêt de l'analyse sera de tenir compte de ces distances (et pour mieux figurer ce que j'indique, que l'on se représente l'équilibre gravitationnel des planètes, concourant à la structure de l'univers tout en participant de lui, et tenu par ailleurs au sein d'un champ d'attraction-répulsion). Attendu que les coefficients de corrélation ont à peu près la même valeur, on peut traiter les intercorrélations comme des distances[110] entre des subtests dont aucun n'est sur le même plan que deux autres, tous corrélés « éventuellement » avec des subtests inconnus.

Le troisième facteur, similaire au deuxième, est l'interdépendance qu'un facteur détient sur un plan clinique. Il est une autre méthode que celle des nombres et qui préside à cette dernière et la devance ne serait-ce que par la formulation des hypothèses sous-jacentes, c'est la clinique. Ainsi, regrouper les facteurs par leurs intercorrélations nécessite une justification qu'il n'est pas toujours facile à produire, voire impossible pour la raison que le regroupement des subtests en un facteur statistique est déterminé par une théorie sous-jacente. La notion de vitesse de traitement par exemple[111].

Je voudrais donner par un exemple étranger et qui ne m'appartient pas, mon point de vue sur la question. Dans le domaine de la motricité, nous savons que nous avons affaire à un recrutement progressif du système spinal segmentaire auquel viennent se superposer les données somesthésiques, musculaires, articulaires, visuelles, labyrinthiques, viscérales, auditives,

---

[110] *La représentation la plus claire que l'on puisse avoir et qui est le soubassement de toutes les analyses est celle des espaces vectoriels, et des opérations effectuées au sein de ces espaces : produit de deux vecteurs additions, soustractions, etc. On aura toujours à l'esprit que les coefficients de corrélation, de fidélité, etc. sont représentés dans ces espaces par le cosinus de l'angle formés par les deux vecteurs.*

[111] *Je reviendrai sur ce point.*

qui entraîneront synergiquement des réactions de posture. Mais à ce « réflexe » s'ajoutent les réponses et les informations des noyaux rouges, vestibulaires, bulbopontiques, cervelet, etc. Ainsi, en une situation réglée, prédéterminée, etc. sont convoqués des véritables programmes disjoints pour la clarté de l'exposé. Au-delà du réflexe, c'est l'acte moteur qui nous intéresse et le nombre de « systèmes » intégrés dans un geste comme celui de répondre à des Cubes ou de coordonner les stades d'Assemblage d'objets laisse rêveur. La simple intention d'exécuter un mouvement concerne le cortex préfrontal, le pariétal postérieur avant d'être projetée dans l'aire 4 par les circuits intracorticaux ou par les formations striaires. À partir de là, l'ordre retour et d'équilibre va être assuré par le cervelet. Mais tout ceci resterait à la surface si n'étaient invités au travail le rhinencéphale, l'hypothalamus entre autres, faisant que chaque geste, chaque intention est chargée d'affects.

Ces simples remarques qui, sur le plan de la complexité, ne sont pas contestables, laissent une question à se poser : pourquoi le regroupement clinique, effectué par la pensée serait-il plus efficace qu'un regroupement confié à un ordinateur, nonobstant l'idéologie qui persiste à l'analyse ? La réponse est la suivante : *l'analyse clinique est un travail de la pensée, conséquemment un acte mental et celui-ci produira en son sein le tri des informations multiples qui le constituent à son insu, au même titre que le geste est composé par une grande quantité d'Information.* Cela n'empêche pas de nous référer à des données chiffrées, si celles-ci apparaissent utiles, mais non nécessaires, figures, mais non-réalité. Des remarques aussi notables que « le Vocabulaire n'a jamais de note faible chez les normaux », « que le Cube n'est jamais élevé dans une déficience » doivent suffire à susciter la méfiance du clinicien, lorsque l'on pense au nombre d'informations qui traversent ces subtests. Ce sera le cas pour procéder à la recherche des traumas ou dans la recherche de la stabilité d'un profil. Dans ce qui suit, la modalité d'analyse (et d'interprétation) s'exprime par des chiffres. Dans le chapitre consacré aux traumas, la modalité est la « qualité » des chiffres.

La question de la confiance dans la mesure se pose en premier lieu par la structure interne de l'échelle. Si l'on prend les tables de la WAIS-R par exemple, pour la tranche de 25 ans, à la Mémoire des chiffres, nous avons une erreur type de 1,73, alors que pour l'Information nous avons une erreur type de 0,9. Comme les erreurs types sont exprimées en notes standards, cela signifie que l'erreur type pour la Mémoire des chiffres est de deux points et pour l'Information de 1 point. Considérons les erreurs types toujours autour de l'âge de 25 ans, en arrondissant les valeurs à la note standard supérieure, car il n'existe pas de note standard utile qui est une fraction de 1.

On retiendra que pour chaque zone[112], (A1, A2, A3, A4 et B1, B2, B3, B4) tout écart de deux points de note standard devra donc attirer l'attention. On se reportera alors à la table des Ambitus qui donne les valeurs pour un écart de point avec les positions absolues et relatives prises en considération. Il suffit de lire à la hauteur des lignes donnant respectivement chaque note standard la valeur indiquée.

L'Ambitus est la différence entre deux notes, l'Ambitus-index leur produit, l'Ambitus-ratio leur rapport (Ambitus /Ambitus-index). Pour deux notes comme 8 et 12, l'Ambitus est de 4, l'Ambitus-index de 96 est l'Ambitus-ratio 4/96 soit 0.0416, ce qui donne un ratio discordant. Pour que les notes soient équilibrées sans pathologie, la valeur de l'Ambitus-ratio doit être inférieure à 0,020. Les notes entre 0,015 et 0,025 seront lues en relation à l'Ambitus-index qui, pour les structures névrotiques sans trauma, se situe en une zone supérieure à 140. Les tables sont données en annexes.

Du point de vue diagrammique, nous considérerons comme écart devant attirer notre attention entre deux notes standards tout écart de 1 point en zone 4, de deux points en zone 3, de trois points en zone 2 et de quatre points en zone 1. C'est l'observation de l'Ambitus-ratio qui déterminera les signes à retenir. Le point de vue quantitatif n'est pas le seul valable,

---

[112] *Voir plus bas.*

mais il comporte en germe des variables qualitatives non utilisées à ma connaissance.

Afin que le praticien ne soit pas rebuté par la pratique de l'interprétation, je donne ici quelques conseils généraux puis je présenterai les grands syndromes cliniques en reprécisant tout de suite que si l'on ne trouve pas de grands profils stables, on relève d'une part des critères positifs tels que telle ou telle note appartient à telle ou telle catégorie. Par exemple, la débilité ne se retrouvera pas avec un niveau verbal très supérieur au Performance, en zone A1, A2, mais en zone A3 ou A4. Les psychopathes auront des scores verbaux en zone A3 A2 avec un Performal toujours supérieur, donc une cote A3 B2, ou A3 B3, mais jamais A2 B1 ce qui pourrait être le cas d'une perversion. Une personne saine aura un profil à faible dispersion à bas niveau ou moyen.

Il faut noter que plus le niveau est élevé, soit par la moyenne, soit par la valeur aux Cubes ou à Similitudes, plus la disparité des scores apparaît. Seuls les scores exceptionnels connaissent un effet plafond aux notes dont nous ignorons la dimension puisque hors barème. Un score virtuel supérieur à un bon score réel signe un complexe d'intelligence invalidant (se greffant sur une structure obsessionnelle la plupart du temps). Ce qui importe lors de l'analyse clinique et l'établissement du compte-rendu est d'atteindre un rendu psychodynamique du sujet par l'analyse complète quantitative et qualitative. S'il s'agit simplement de comparer les niveaux, il n'est point besoin d'être psychologue pour cela. Pour savoir si les niveaux sont dispersés ou non, on tiendra compte des coefficients de corrélation entre les niveaux. En effet, si une note standard paraît suspecte, il est vivement recommandé d'utiliser les tables d'Ambitus, afin de tempérer un jugement hâtif. Enfin, on se rapportera aux Matrices pour juger des valeurs.

Une fois le jugement quantitatif[113] posé, il faut passer au qualitatif en tenant compte de ce qui a été dit dans l'analyse d'items. L'interprétation, qui est non seulement savoir traduire les résultats en termes psychologiques, doit aussi être établir un pronostic. Ce pronostic est basé sur les mêmes fondements que la théorie qui a présidé aux lectures traductives antécédentes. La prédiction révélera un mode de comportement ou de conduite mentale. La conclusion relèvera du diagnostic c'est-à-dire d'un état nosologique, lequel sera d'autant plus riche qu'il relèvera d'une pensée en mouvement. Le diagnostic est une lecture quantitative en vue **d'une interprétation qualitative** d'un type mental.

La WAIS détache non pas un profil diagnostic mais mental. Je regrette pour ma part de n'avoir pas eu l'imagination nécessaire à l'invention d'autres mots que obsessif, compulsif, etc. bref de ne pas avoir inventé de termes qualifiant les types mentaux. Cependant, j'ai pu regrouper les efficiences par zones et par qualité. En voici les grandes règles :

Les subtests conservent leur répartition : Verbal, Performal.

Les subtests sont classés par distance au QI global ; seuls Matrice, Séquence Lettres-Chiffres et Symboles sont traités à part en Modal. Ceci présente l'avantage de comparer les tests antérieurs et présents. De plus, les trois tests contribuent ainsi à une zone clinique qu'il conviendra d'observer dans les années à venir. Le contrôle mental jouant ici pour une bonne part, l'échelle se verra peut-être amputée de ces épreuves, à tort.

On constatera que pour le Verbal, les classements correspondent à des regroupements par facteur (nommé compréhension verbale et mémoire de travail). J'ai dit ce que je pensais de ces discriminations. Ceci étant, le regroupement n'a pas été recherché par moi. La compréhension verbale ne m'apparaît pas

---

[113] *Le fait que les notes standard créent par leur limitation un effet plafond laisse rêveur.*

par exemple démontrée, ou alors il faudrait trouver un autre vocable pour le schizophrène. Il s'agit ici de fonction sémiotique comme je l'ai déjà dit. Ensuite, pour le Performal, vient dans l'ordre : Cubes, Arrangement d'images, Assemblage d'objet (qui n'est pas le même ordre que le facteur nommé *organisation perceptive*), Complètement d'images et Code. Puis, Matrices, Séquence Lettres-Chiffres et Symboles viennent constituer une zone mixte entre le Verbal et le Performal, la zone modale.

En plus de ce regroupement, huit zones sont dégagées qui sont les suivantes (« st » pour point standard). Chaque ligne de note 5 st, 10 st, 15 st appartient à l'autre ou l'autre de ces zones selon les besoins.

Verbal : A4 de 1 st à 5 st

A3 de 6 st à 10 st

A2 de 11 st à 15 st

A1 de 16 st à 19 st

Performal : B4 de 1 st à 5 st

B3 de 6 st à 10 st

B2 de 11 st à 15 st

B1 de 16 st à 19 st

Il importe de connaître ces zones très faciles à repérer. De plus, les zones :

A1 A2 constituent l'aire Alpha +

B1 B2 constituent l'aire Bêta +

A3 A4 constituent l'aire Alpha -

B3 B4 constituent l'aire Bêta -

Chaque type mental s'inscrit généralement dans une zone. La zone médium dix est neutre et non caractéristique, le type mental inscrit entre 9 et 11 est médiocre (neutre), sans caractéristique autre sauf parfois dans le registre de l'inhibition, où l'on obtient : Verbal ≅ A3 soit Verbal ≅ médiocre et Performal en B3.

Pratiquement, les notes standards réelles sont donc reportées sur un tableau, ainsi que les notes virtuelles standards mais entre parenthèses. La comparaison est ainsi immédiate. Ainsi, l'évolution mentale est assez prononcée. La position et la dispersion sont assez discriminatives pour que le clinicien ait déjà une voie d'interprétation. Le tableau que j'utilise classe les éléments par rang de participation au score général. Aussi lorsque j'indique des figures géométriques mettant en forme des profils, il s'agit toujours de celles établies sur ces tableaux que les psychologues peuvent aisément reproduire.

La WAIS-III, qui sous cote la Performance ou la Mémoire des chiffres, a tendance à faire apparaître une petite disparité. Un écart de deux points ici, attire l'attention. De même, la comparaison entre les moyennes n'a aucun sens, mais l'on se portera volontiers vers l'Ambitus, soit la différence pour les domaines verbal et performal entre les notes extrêmes (je rappelle encore une fois que la WAIS gagnera toujours à être référée au profil virtuel).

Les *structures névrotiques* et les *caractériels* ont généralement une occupation des zones Alpha et Bêta avec une prédilection pour A2 et B2 Médium. Les *structures psychotiques*, les *états psychotiques*, les *types psychotiques* ont une prédilection pour les zones Gamma et Delta.

La zone médium est celle qui concentre le plus de personnes, elle constitue aussi une zone de partage. Elle a implicitement deux fonctions : c'est là que peuvent se rencontrer les deux flux haut et bas et c'est là que se réfère pour nous la zone de trauma. Là, pour des raisons statistiques, peut-être même développementale, se retrouve « ce à quoi on peut s'attendre chez une personne qui a pu bénéficier d'un mode de maturation optimal ». Ce point est repris dans le paragraphe réservé à la recherche des traumas. L'Ambitus dans cette zone médium comme dans A3 ou B3 doit être de deux points standards. La notion de dysharmonie doit elle-même varier en fonction de la zone atteinte qui nous renseigne sur l'état psychopathologique.

On gardera à l'esprit les éléments suivants. *Les zones verbales renseignent de manière largement majoritaire sur la structure mentale du sujet. Les zones performales sur l'état pathologique du sujet et sur son évo-*

lution.

Ce qui permet au psychologue de travailler au sein d'un test d'efficience comme la WAIS est d'introduire la qualité de la distribution des signes, bref de *traduire* la dispersion, non en rapport avec tel ou tel chiffre, mais avec la qualité de la pensée.

Il faut toujours avoir à l'esprit que la psychologie clinique est structurée par trois fonctions : la psychologie pathologique, la psychologie génétique, la psychopathologie. Chacun de ces domaines est nourri par des sources elles-mêmes souvent éloignées. Cependant, la lecture s'appuiera sur ces travaux.

La tendance à la rotation des modèles ou bien à l'inflexion oblique du travail du sujet aux Cubes conduit à prendre en compte les questions relatives en psychologie cognitive sur la rotation des images mentales, leur constitution et aussi les effets d'oblique étudiés en psychologie expérimentale. L'approche des échecs et des succès permet d'approcher bien mieux les processus d'adaptation, ainsi que par conséquent l'assimilation et l'accommodation. Il y a toujours dans un test, indiquait Schafer il y a fort longtemps, *le reflet d'un rendement passé et de l'effet créateur du moment.*

La production sera notée soigneusement et ad verbatim car l'analyse qualitative du discours n'est surtout pas à négliger. On aura fait passer l'épreuve de la WAIS comme indiqué, c'est-à-dire item par item et entièrement en prenant soin des consignes indiquées dans les considérations générales. La première chose à faire est immédiatement de calculer tous les indices et les profils ainsi que d'effectuer une recherche d'éventuelle zone de traumas cognitifs. Ceci établi, le psychologue est en mesure de procéder à l'analyse du matériel. Un premier pas est de procéder à un commentaire général établi en référence à une normalisation du test, c'est-à-dire souligner les éventuels écarts entre les notes standards réelles et notes standards virtuelles. On s'inquiétera bien évidemment de la dispersion et l'on retiendra qu'un écart de deux points standards doit attirer l'attention.

Indices[114]

L'Assemblage d'objets supérieur à Cubes indiquerait une personnalité introvertie et l'inverse une personnalité extravertie. Cet indice est en cours de validation plus poussée. Notons tout de même que la supériorité doit, pour être considérée, tenir compte de l'index et du ratio[115]. Les indices doivent être supérieurs à 100 (Ambitus-index)

<u>Socialité :</u>

$$\frac{\text{VOCabulaire * INFormation * ARRangement}}{\text{MChiffres * ARIthmétique * SLChiffres}}$$

où $\frac{VOC*INF}{MC*ARI}$ doit être proche de 1.

S'il est supérieur à 1, il indique une tendance au repli et à l'anxiété. S'il est inférieur à 1 et que le dénominateur absolu moyen, l'Ambitus est au moins égal à 100, cela indique une obsessionnalité.

Indice psychopathique : COM*****VOC **<<** 100

Efficience sémiotique : *VOC+ SIM+INF+COM. Attendue supérieure à 40.*

Abstraction catégorielle : SIMilitudes*MATrices

Théorie mentale[116] : ARRangement*MATrices

Concentration : ARI*SLC*MC

Attention abstraite : SYM*MATR

---

114 L'ambitus à trois paramètres se calcule comme suit : on multiplie la moyenne des notes extrêmes par la note intermédiaire.

115 Ci-dessous, les subtests accompagnés de leurs abréviations : Vocabulaire=VOC, Similitudes=SIM, Information=INF, Compréhension=CM, Arithmétique=ARI, Mémoire des chiffres=MC, Matrices=MAT, Séquences Lettres-Chiffres=SLC, Symboles=SYM, Cubes= CUB, Arrangement d'images=ARR, Assemblage d'objets=ASO, Complètement d'images=CIM, Code=COD.

116 Capacité à percevoir une théorie mentale chez l'autre.

Attention générale : SYM+ASO+CIM+ARI > 40

Attention /contrôle mental : ARI*MC*SLC doit être à peu près égal à 100.

Repli social : COM*ARR*INF avec un Ambitus-index inférieur à 100 et un Ambitus-ratio supérieur à 0,025.

Graphomoteur : COD*SYM ≈ 100

Sociabilité : INF*CM

Ratio sémantique : VOC+SIM/ ARR+ASO

Fonction perceptive : CUB*ASO*CIM

Attention concrète : CIM*SYM

Image du corps : CUB*ASO

Adaptation : CM*ARR>100

Réalistique : VOC*INF*SIM/ ARR*MC*ARI

Logique catégorielle : MAT*SIM*SYM

Indice de dépression :
VOC+SIM+INF/CUB+CIM+COD doit être à peu près égal à 1. Si le résultat est supérieur à 1, il est indice de ralentissement et de dépression.

Troubles de la conceptualisation : SIM*CUB

Complexe d'intelligence : SIM*COD

Prédictibilité scolaire : ARI*SIM

Accés au symbolique : VOC*ASS

Indice de concentration : ARI*SLC*MC

Les tendances

Ce terme regroupe les figures auxquelles le clinicien peut s'attendre en cas de normalité des échelles, c'est-à-dire non pas de santé, mais de *non-déséquilibre*. J'ai déjà à ce propos précisé combien les surscores n'étaient pas à entendre comme l'effet d'une bonne santé, surtout lorsque ces personnes présentent un effet plafond à n'importe quel test dit d'intelligence, transversal ou longitudinal.

Ceci étant, on peut s'attendre aux éléments suivants :

– Figures circonflexes peu accentuées, à l'endroit ou à l'envers pour (dans l'ordre) Vocabulaire, Similitudes, Information

– Pente Arithmétique vers Mémoire des chiffres

– Compréhension intermédiaire

– Verbal de préférence A2 ou médium

– Pente Séquences Lettres-Chiffres vers Mémoire des chiffres peu accentuée avec un index d'Ambitus de 120

– Circonflexe droit ou envers à partir de Matrices, Séquences Lettre-Chiffre, Symboles

– Profil circonflexe endroit ou envers pour le domaine performal

– Domaine performal en moyenne plus bas que verbal en B2 médium

– Ambitus en Performal est en général plus petit qu'au Verbal.

– Ambitus-ratio Verbal < 0,02

– Ambitus-ratio Performal < 0,02

– Ambitus-ratio global < 0,02. Le clinicien aura une marge de 0,015 à 0,025.

Les paramètres quantitatifs

On tiendra compte de :

– Moyenne Verbale : MV

– Moyenne Performale : MP

– Moyenne Globale : MG

– Moyenne Verbale virtuelle : MV'

– Moyenne Performale virtuelle : MP'

– Moyenne Globale virtuelle : MG'

– Moyenne géométrique entre la note standard la plus basse du Verbal et la note la plus haute du Verbal : MgV

– Moyenne géométrique entre la note standard la plus basse du Performal et la note la plus haute du Performal : MgP

– Moyenne géométrique entre la note standard la plus basse du global et la note la plus haute du global (Verbal ou Performal) : MgG

– Ambitus Verbal : AV

– Ambitus Performal : AP

– Ambitus Global : AG

– Ambitus-index : AI

– Ambitus-ratio : AR

Ce qui apparaît au fur et à mesure de l'analyse de la WAIS, quelles que soient les différentes versions, est une stabilité de types et non de profils. Tout l'intérêt de la question réside dans la typologie. Celle-ci est bâtie sur de grandes résonances qui apparaissent assez vite, mais n'apparaissent que si l'on se dégage de l'analyse de scatters suggérée par Wechsler. Bien sûr, les notes ont leur importance et je dirais même qu'elles sont déterminantes, mais plus que cela, c'est de leur mouvement relatif qu'il s'agit dans leur structure ou dans leur typologie. Les notes ne sont pas seules à intervenir, car elles n'ont de signification qu'une fois la zone de leur graphe indiquée. Pour en revenir aux chiffres, la première chose est d'abandonner définitivement la notion de QI et de ne plus parler d'intelligence, mais d'efficience.

L'analyse des scatters (étendues ou écarts) a été précisée très tôt par Wechsler, ses aspects qualitatifs ont été délaissés au profit « d'une paix des chiffres ». De très nombreux indices ont été proposés depuis la création de la WAIS mais l'analyse des scatters proposée par Wechsler est la plus connue, c'est aussi la plus simple. On compare la note d'un subtest à la moyenne des autres subtests sans le subtest étudié et ainsi de suite. Wechsler, par ailleurs, additionnait les notes, par exemple : Assemblage d'objets + Arrangement d'images > Cubes + Complètement d'images chez les psychopathes. Examinons d'un peu plus près son utilité telle qu'elle est présentée. Dans ces analyses, les écarts de notes sont indiqués par rapport à la moyenne puis ces écarts sont flanqués de leur cotation (différence par rapport à la moyenne, son niveau de significativité statistique, sa fréquence dans l'échantillon). En réalité, en s'appuyant sur la logique du raisonnement intercorrélatif, donc corrélatif, on s'attend à un profil établi justement avec les intercorrélations. Il n'en est rien. De plus, la somme est moins discriminative que l'Ambitus.

Les profils virtuels

Le principe des profils virtuels est de rechercher les scores que peuvent atteindre les sujets examinés en dehors des limites imparties par le chronomètre ou bien des limites imparties par les règles d'échec. Ces profils virtuels sont établis à partir de notes virtuelles, dont les modalités de calcul varient suivant les subtests. Les critères d'arrêt ne sont pas pris en compte, mais on doit noter avec précision l'endroit où les échecs se sont produits, ainsi que l'endroit dans le subtest où le temps réel imparti par le manuel est dépassé et quoi que l'on ait obtenu pour chaque subtest, la note réelle et la note virtuelle, sont soigneusement notées. La note virtuelle (qui est une note virtuelle brute) fait l'objet d'un traitement en se rapportant par la même technique que le manuel et donnera une note virtuelle standard. Chaque sujet aura donc à sa disposition une note réelle standard qui est issue d'une note réelle brute, ainsi qu'une note virtuelle standard qui est issue d'une note virtuelle brute. On obtient donc deux profils : un profil qui est appelé réel, un profil qui est appelé virtuel standard.

Principes généraux d'interprétation du profil virtuel et du profil réel

Dans le cas où le profil virtuel serait supérieur à un profil réel, nous devrons toujours incriminer deux catégories psychodynamiques. La première catégorie est une catégorie qui relève de *l'inhibition.* Cette inhibition peut être comprise premièrement au sens psychanalytique[117]. L'inhibition est la plupart du temps le facteur clinique explicatif de l'écart entre le profil virtuel et le profil réel. N'oublions pas que l'inhibition n'entraîne pas nécessairement implacablement et de manière déterministe un ralentissement psychomoteur ou un ralentissement de la pensée. L'inhibition porte en effet sur le mode de détermination du sujet entre ses pulsions, l'objet de la pulsion et la satisfaction pulsionnelle. Le deuxième sens d'inhibition est ce qu'on appelle l'inhibition psychomotrice, on a tort de parler d'inhibition psychomotrice, car cela supposerait que nous puissions faire la preuve d'un ralentissement de l'influx nerveux le long des axones, ce dont je doute fort. Si on maintient cette rigueur, il faudra parler de *ralentissement idéomoteur*[118] qu'on retrouve par exemple

---

[117] *Je rappelle à ce propos que l'inhibition n'est pas un symptôme et que la psychopathologie psychanalytique distingue la névrose, la psychose et l'inhibition qui ne relève pas d'une névrose. En effet, dans la névrose, la caractéristique psychodynamique est une caractéristique de conflit des instances qui produisent du symptôme, c'est-à-dire une formation de compromis. Il y a bien sûr dans l'inhibition la notion de structure névrotique, psychotique, perverse ou narcissique. Bien qu'originellement et je ne vois pas pour ma part de raison d'en changer, les catégories que propose Freud sont des catégories qui sont issues de la métapsychologie : le Moi, le Ça et le Surmoi. La métapsychologie générale qui a, par la suite, donné notamment la métapsychologie de Fairbairn, est une métapsychologie qui intègre la notion d'Idéal du Moi et de Moi-Idéal. Si donc on tient compte du jeu souple des instances, l'inhibition relève d'une structure à part, je rappelle aussi que nous avons une catégorie spécifique à savoir la mélancolie que Freud isole radicalement et appelle la névrose narcissique.*

[118] *Le ralentissement idéomoteur a fait l'objet d'un développement conceptuel de la dépression par D. Widlöcher.*

dans le Code quelquefois.

Toujours est-il qu'à chaque fois que nous aurons affaire à un profil virtuel supérieur à un profil réel, nous savons que nous avons à faire psychodynamiquement à une évolution thérapeutique possible[119]. L'interprétation étant la suivante : le temps que met le sujet non confronté à la limitation temporelle se trouve allégé de la charge anxieuse, conséquemment des possibilités apparaissent qui ne surgiraient pas si le sujet était limité dans le temps ou par le nombre d'échecs. Dans le cas où la note virtuelle est supérieure à la note réelle, il s'agit là d'accessibilité aux représentations mentales et au concept, et l'on doit toujours obérer une amélioration dans le virtuel, d'effets pernicieux d'une inhibition ou de l'anxiété. Il est impossible au cours d'un même subtest de distinguer l'anxiété de l'inhibition. Cependant, c'est la comparaison de chaque note virtuelle, subtest par subtest, aux notes réelles qui permettra de poser un diagnostic d'anxiété ou d'inhibition. *La valeur discriminative étant déterminée par la note réelle à Mémoire des chiffres : élevée, l'inhibition prime, basse c'est l'anxiété.* Si par ailleurs le subtest Similitudes a une note virtuelle qui va dans le même sens que le Vocabulaire, alors il y a de fortes chances que nous ayons à faire à une inhibition.

Quant à la mémoire humaine, elle a toujours eu deux grandes caractéristiques, n'en déplaise aux psychophysiologistes qui étudient autre chose que la mémoire, à savoir l'apprentissage. La mémoire humaine est caractérisée par l'intégration et la déformation. La définition de la mémoire sur le plan processuel est une définition strictement temporelle. Enfin, je précise, à propos de la mémoire, que dans la WAIS il n'y a aucune épreuve de mémoire, stricto sensu. Si nous avons besoin d'appréhender la mémoire, c'est l'échelle de mémoire de Wechsler qu'il faut utiliser. La Mémoire des chiffres est avant

---

[119] *Cette évolution est à rapporter au type de résonance intime au Rorschach et au second rapport TRI2 pour l'évolution spontanée. Enfin, le TRI3 donne le mouvement général des capacités autothérapiques.*

toute chose, psychologiquement une mesure de l'anxiété et de la concentration.

Détérioration mentale

En ce qui concerne la lecture analytique de ces tests, le principe est le suivant : dans la WAIS-III, nous savons qu'il n'est pas proposé de calcul de détérioration mentale. Cependant, je conseille de procéder à ce calcul par les mêmes moyens qu'antécédemment dans les échelles, tout simplement en prenant directement les notes standards, puisque les notes standards qui sont calculées dans la WAIS-III sont issues de notes standards classées par âge. Ainsi, si on compare la note standard de la WAIS-III et la note standard des WAIS antérieures, on se rend vite compte que les notes standards de la WAIS-III correspondent dans le principe aux notes qui étaient utilisées dans la classification par âge pour le calcul de la détérioration mentale.

Cette détérioration mentale sera considérée comme devant être prise en compte sur un plan clinique à partir du moment où le profil virtuel confirme la détérioration mentale. Ce qui implique la probabilité d'avoir affaire à une détérioration mentale pathologique si le calcul du QD apparaît dans sa formation virtuelle.

La désagrégation suit assez bien l'ordre de la stabilité dans le domaine des performaux et verbaux.

Sur le plan verbal, les subtests par ordre décroissant de stabilité sont :

- *Information*
- *Arithmétique*
- *Vocabulaire*
- *Similitudes*
- *Compréhension*
- *Mémoire des chiffres*

Sur le plan performal, les subtests par ordre décroissant de stabilité sont :

– *Cubes*
– *Code*
– *Assemblage d'objets*
– *Complètement d'images*
– *Arrangement d'images*

Sur le plan modal, les subtests par ordre décroissant de stabilité sont :

– *Symboles*
– *Matrices*
– *Séquence Lettres-Chiffres*

Le Performal se désagrège selon la pathologie et non la statistique.

Les grands repères techniques se regroupent en deux grands points :

Le calcul du Quotient de détérioration selon Wechsler :

a) (Tests qui tiennent – tests qui ne tiennent pas) / tests qui tiennent. L'interprétation est la suivante : la probabilité indique le pourcentage de chances qu'elle ne soit pas « naturelle ». Cela ne signifie pas qu'elle soit pathologique, en se confrontant à une table probabiliste.

b) Le rapport entre les tests non limités dans le temps et les autres.
(VOC+INF+SIM+CM+MC+MAT+SLC)/(COD+ARI+CIM + CUB +ARI+SYM+ASS), le rapport doit être proche de 1. Positif, il est un indice de plus pour une option psychopathologique. Les indices performaux d'organicité sont : une faible note à Code, Cubes, des erreurs dans Arrangement d'images qui résultent d'une lecture non sémantique de l'image, d'un ralentis-

sement graphomoteur, d'une non-assimilation, d'une persévération, des erreurs donnant une déstructuration à Assemblage d'objet. Suivant les résultats, le clinicien s'orientera vers des épreuves plus focales.

Critères différentiels

Les points sont indiqués en notes standards. Ce pour faciliter une première lecture de l'épreuve. Cela étant, on ne perdra pas de vue l'importance de l'Ambitus-index et ratio.

Critère différentiel de la dispersion verbale

Si elle n'est pas extrême, elle aide à déterminer l'organisation caractérielle sur laquelle est superposée la dépression obsessionnelle, hystérique ou schizoïde.

Critère différentiel de la note des subtests verbaux

La note moyenne des subtests verbaux a tendance à diminuer quand la détérioration schizophrénique s'accroît. Si l'Assemblage d'objets est bon, *relativement* aux notes performales basses, on a probablement à faire à un schizophrène chronique ou détérioré.

Les manifestations anxieuses schizoïdes dépressives entraînent toujours un ralentissement à Assemblage d'objets.

La dispersion confirme ou infirme la gravité. Par exemple, une schizophrénie âgée de vingt à trente ans avec une zone verbale A2/3 ne devra pas être interprétée de la même manière qu'une schizophrénie A2/3 de 40 ans.

Les Arrangements d'images orienteront, à ce moment-là, la qualité de l'évolution selon les valeurs du Complètement d'images et du Code.

Une chute à Similitudes en A1/2 n'a pas du tout la même signification qu'en A4. Un Complètement d'images élevé en B2 seul face à un domaine Performal en B3 ne signifie pas la même chose qu'en B4.

Retenons un grand vecteur de lecture qui est que la dispersion est plus forte dans la schizophrénie que dans la paranoïa et plus forte que dans la schizophrénie paranoïde ou hébéphrénique. Notons que l'amélioration des troubles psychotiques se remarque à un resserrement de la dispersion verbale, une élévation de A3 vers A2, 3 et une inversion du profil Performance qui, d'une structure en M passe à une structure en W en ayant un aplatissement de la lettre, plus la lettre est aiguë plus le retrait est marqué. Ces deux critères ne suffisent pas. La dispersion des subtests Performance marque le type de cristallisation. Mais, chose apparemment paradoxale, la forme du profil s'inverse autour d'un axe. La forme M basse et aplatie laisse peu d'espoir, mais une forme pointue avec une tête courte M, c'est-à-dire un niveau Arrangement d'images, Assemblage d'objets, Complètement d'images peu dispersé laisse augurer une bonne évolution si Compréhension est dans le médium.

Critères différentiels à Vocabulaire

L'échec à Vocabulaire avec surtout, une réussite aux items difficiles est d'abord le signe d'une faible assimilation culturelle. Mais on n'insistera jamais assez sur la part de l'altérité dans le test.

Une note en A1 renvoie à l'hyperidéation, à la névrose obsessionnelle et à l'anxiété.

On ne relève pas de note faible au Vocabulaire dans les groupes de normaux.

Le Vocabulaire a tendance à s'affaiblir avec la détérioration psychique, ce d'autant plus que la moyenne verbale chute. La diminution parallèle de la moyenne du Verbal et de la note du Vocabulaire caractérise une schizophrénie simple ou une névrose de type neurasthénique grave.

Le Vocabulaire étant le test qui varie peu avec l'âge, mais avec la détérioration psychique, on doit le retrouver en bonne place sauf dans les cas de détérioration psychopathologique, toujours avec une note soit proche de la moyenne du sujet, soit proche de la moyenne standard. Il est important de noter la récupération des scores par la méthode implicite donnant la note virtuelle chez le schizophrène. Ainsi, les notes virtuelles à Vocabulaire et à Information sont supérieures aux premières notes obtenues. La note à Vocabulaire va la plupart du temps dans le même sens que la note à Information.

Dans le cas d'une psychose, le rapport Vocabulaire sur Information donne des Ambitus, ratio et index ,souvent très discordants.

Dans l'hystérie accompagnée de trouble névrotique, le critère différentiel du Vocabulaire est que celui-ci est supérieur à Information. Dans le cas d'une hystérie, on aura aussi une note à Compréhension supérieure à Information. Pour différencier l'hystérie des psychoses, on notera qu'il y a détérioration du Verbal ou grande dispersion chez les psychotiques alors que dans la névrose hystérique, le niveau général du Verbal est homogène et de tendance barycentrique resserrée.

Critères différentiels à Information

Une note basse à Information[120] caractérise les schizophrènes et les dépressifs. Si cette note basse à Information s'accompagne d'une note basse absolue et relative à Vocabulaire, on a à faire à une détérioration. On peut rencontrer une note basse chez les hystériques et les neurasthéniques.

Une bonne note absolue et relative à l'Information et un Vocabulaire très supérieur aux autres tests verbaux se rencontrent fréquemment chez les schizophrènes non détériorés et les obsessionnels. Dans le cas où l'on a à faire à une schizophrénie, si le test de Vocabulaire est à peu près égal à Information ou en discordance, on peut penser que la schizophrénie est de type inhibé, c'est-à-dire peu productif. L'Information renvoie à la tiercéité tandis que le Vocabulaire renvoie à la relation duelle (Michel Maurille).

---

[120] *Ne pas oublier que le virtuel rehausse les scores.*

Le complexe « d'intelligence » se traduit par un surinvestissement du Verbal.

Critères différentiels à Compréhension

Un ensemble de réponses inappropriées, c'est-à-dire montrant une rupture du bon sens est un indice de schizophrénie. Donc, une note faible (relative ou absolue) à Compréhension est un indice de schizophrénie. De manière générale, une note faible à Compréhension signe un retrait social, le négativisme ou la rébellion. La note faible à Compréhension ne suffit pas bien entendu à poser un diagnostic de schizophrénie. Une note faible absolue à Compréhension est certes un indice de détérioration psychique. On peut cependant trouver une bonne note à Compréhension chez des schizophrènes qui continuent de pouvoir présenter de bonnes défenses « adaptatives ». La note moyenne à Compréhension élevée indique la capacité à pouvoir supposer une théorie du bon sens et partager un consensus social. Elle n'est en aucune manière la soumission à ce jugement. Les échecs aux items faciles caractérisent les schizophrènes et les psychotiques dépressifs.

La présence d'une note basse absolue à Compréhension est très rare chez les névrosés et les sujets normaux. Elle peut être présente pour des raisons transférentielles. La distinction est assez simple. Dans le cas où la Compréhension est basse absolument et relativement, il suffira d'observer la note à Arrangement d'images. Si elle lui est égale ou supérieure, on pourra écarter ces phénomènes transférentiels qui auront alors leur source dans des résidus de défenses narcissiques.

Un échec aux cinq ou six premiers items est un indice de troubles majeurs du jugement.

Jusqu'à l'âge de dix, onze ans, les notes de Compréhension sont plus élevées que les notes à Information, puis celles-ci ont tendance à rattraper et à égaliser ces notes voire les dépasser. Un écart important entre le test de Compréhension et le test d'Information est l'indice spécifique d'une détérioration du jugement selon Rapaport. L'Information, souvent dans l'hystérie, est inférieure[121] à la note de Compréhension. C'est presque là un signe pathognomonique. Quand la Compréhension relative est nettement au-dessous d'Information, on pourra soupçonner une psychose ou une névrose obsessionnelle grave. Ceci est à valider avec les réponses à Complètement d'images. En zone médium, si la Compréhension est inférieure de deux points à Information, cela indique que le sujet ne peut utiliser ses connaissances pour résoudre des problèmes. Une note de Compréhension inférieure à Information peut également être l'indice d'une isolation forte ou d'une rigidité mentale. En ce cas, on se reportera à la note du Code pour constater que celui-ci n'est pas réussi à cause d'une lenteur idéomotrice.

Si la note de Compréhension est inférieure, discordante, au Vocabulaire et au sous-test d'Information, la détérioration est très forte. Si la Compréhension est inférieure, discordante, de trois points à celle du Vocabulaire ou inférieure à Information, Similitudes et Vocabulaire, on a de fortes chances d'avoir à faire à une schizophrénie ou à une dépression. Dans le premier cas, les traits psychopathiques doivent être supposés. Dans le second, l'hypothèse sera confirmée par une chute générale au Performal.

Critères différentiels à Similitudes

Lorsque les bonnes réponses à Similitudes sont conventionnelles, il est possible qu'on ait à faire simplement au maintien d'une façade, mais la WAIS sur ce point n'est pas indemne de reproches.

Les échecs aux items faciles sont souvent fréquents chez les psychotiques dépressifs ou les schizophrénies à forme frustes.

Un niveau Similitudes plus élevé (au moins deux points) que le niveau de Vocabulaire est souvent fréquent dans l'abstraction. Si la pensée catégorielle est très forte, notamment

---

[121] *La valeur dépend de la zone en A1 (rarissime) 4 points, A2, 3 points, médium, 3 points. Notons que l'Ambitus est déterminant ici.*

le standard réel et que la Compréhension est basse, il s'agit d'une perversion voilée (en référence à Cubes).

Critères différentiels pour Vocabulaire et Similitudes

Lorsque le Vocabulaire est supérieur en discordance à la Similitude, on peut avoir à faire à une psychose ou un trouble cérébral.

Un écart de cinq points relatif à la moyenne et non dans l'absolu, du Vocabulaire supérieur à Similitudes évoque très nettement une schizophrénie, et ce, quelle que soit la note absolue qui reste cependant rarement très élevée. La schizophrénie dans ce cas est de type paranoïde. La schizophrénie hébéphrénique présente une Similitude relativement élevée puis chute avec la détérioration (toujours avec l'Ambitus-ratio).

Si l'on a à faire à une dépression et que le Vocabulaire est très supérieur, en discordance, à Similitudes, on a affaire vraisemblablement à une dépression psychotique.

Lorsque la Similitude est bien conservée et qu'elle s'élève au-dessus du Vocabulaire et de la moyenne du Verbal, lesquels sont inférieurs à 10, on a souvent à faire à des traits paranoïdes. Ce point devra être confirmé par l'observation des scores à Complètement d'images.

Les très bonnes notes à Similitudes en note absolue, 14 ou plus se rencontrent souvent chez les personnes qui sont intellectuelles. En général, un score bon et sain met au même plan ou dans un écart d'un point standard les notes de Similitudes et de Vocabulaire.

Critères différentiels à Mémoire des chiffres

La note à Mémoire des chiffres est habituellement plus faible que celle à Arithmétique. Par rapport au Vocabulaire les notes sont dans l'ordre Vocabulaire, Arithmétique, Mémoire des chiffres. La Mémoire des chiffres n'est pas un indice de détérioration suffisant à lui seul.

La relation entre Mémoire des chiffres à l'endroit et à l'envers : les chutes à Mémoire des chiffres se font d'habitude à la répétition à rebours. Une meilleure performance à rebours peut être un signe d'organicité (Wechsler) comme un signe de prestation narcissique. La note standard de Mémoire des chiffres inférieure de 4 points ou plus[122] au niveau du Vocabulaire doit être considérée comme un signe de discordance pathologique. À l'inverse, une Mémoire des chiffres supérieure de plus de trois points ou plus à la note du Vocabulaire constitue une dispersion positive très significative surtout si les scores sont en A2.

Si la note à la Mémoire des chiffres est basse dans l'absolu et relativement aux autres notes, on peut évoquer la possibilité d'une psychose dépressive ou une schizophrénie détériorée.

Quand il s'agit d'une schizophrénie, la détérioration extrême de Mémoire des chiffres indique que la rupture avec la réalité n'a *pas réussi à éliminer l'anxiété.*

Lorsque le Vocabulaire est inférieur, en discordance, à la Mémoire des chiffres, on a à faire en général à des schizophrénies non détériorées, des psychotiques ou des sujets d'adaptation schizoïde, dans les cas où ces diagnostics de psychose sont évoqués.

Enfin, une note élevée à la Mémoire des chiffres ne signifie pas qu'on a pas d'anxiété, mais que celle-ci n'érode pas l'attention.

Critères différentiels à Arithmétique

On observe des notes faibles avec échec aux items faciles chez les schizophrènes détériorés et les psychotiques dépressifs (RSG). La figure du style mental est souvent celle d'un radical.

En général, il n'y a pas d'échec absolu à Arithmétique chez les normaux ou chez les névrosés non décompensés. Chez

---

[122] *Tout dépend de la zone. On se reportera à la table de l'ambitus.*

les normaux, les notes à Arithmétique sont généralement supérieures non discordantes à celles obtenues à Mémoire des chiffres.

En ce qui concerne les troubles éventuels, notons que ceux qui sont normaux schizoïdes par rapport aux schizoïdes décompensés réussissent mieux l'Arithmétique, ce qui vérifie l'hypothèse des troubles de l'intention dans la psychose.

Critères différentiels pour Mémoire des chiffres et Arithmétique

La Mémoire des chiffres élevée relativement chez un schizophrène révèle une tendance voilée à la manie.

Une Mémoire des chiffres absolument basse quel que soit le profil est l'indication des troubles de l'attention et d'une anxiété invalidante.

Si Mémoire des chiffres et Arithmétique sont autour de cinq avec un profil pathologique (structure du Performal en M), alors le repli est très largement engagé quelle que soit la pathologie.

Critères différentiels à Arrangement d'images

RSG regroupent dans les mêmes fonctions l'Arrangement d'images, la Mémoire des chiffres et la Compréhension. *Il n'y a pas de détérioration à l'Arrangement d'images par l'anxiété comme c'est le cas à la Mémoire des chiffres.* À l'époque Rapaport ne pouvait pas expliquer cela. Le fait que l'anxiété n'a pas d'impact sur l'Arrangement d'images est peut-être dû au fait que le test d'Arrangement d'images ne concerne pas la capacité à faire un plan dans une perspective attentionnelle, mais à faire un plan dans une perspective inductionnelle. Ceci signifie en d'autres termes que l'Arrangement d'images permet d'appréhender la capacité du sujet à saisir la logique de l'autre, capacité qui reste prise dans la fonction symbolique et non dans celle de l'efficience. De plus, il n'y pas nécessairement de restitution correcte, contrairement à la Mémoire des chiffres. En effet, dans l'Arrangement d'images, celle-ci peut facilement provoquer des compréhensions plus ou moins éloignées de la bonne solution.

La note standard est faible, voire très faible chez les psychotiques dépressifs et les schizophrènes détériorés avec de surcroît un échec aux items faciles. En général, les notes dans ces deux catégories sont inférieures de quatre points à six points au moins au Vocabulaire. Les schizophrènes ont tendance à toujours être plus détériorés que dans les autres subtests verbaux.

D'une manière assez intéressante, le faible score absolu et relatif à l'Arrangement d'image se retrouve souvent dans les névroses obsessionnelles. Ce qui montre l'échec de la névrose obsessionnelle sur le ***plan prospectif***.

Parmi ceux qui ne présentent pas de psychose, il n'y a que chez les hystériques que le subtest d'Arrangement d'images est inférieur en discordance au Vocabulaire ou à la moyenne de leur score verbal.

Une note supérieure à dix points à Arrangement d'images indique qu'un contact avec le patient est toujours possible et qu'un travail thérapeutique est possible.

Critères différentiels à Complètement d'images

Qualitativement, on fera particulièrement attention à la dérive successive qui s'opère dans l'image lorsque le sujet passe d'une représentation schématique de l'image à une photo. En d'autres termes, le « qu'est-ce qui manque » renvoie non pas à un élément manquant du dessin, mais plutôt à la réalité telle que le sujet la voudrait ou l'imagine. Ceci n'enlève rien aux considérations qui sont faites dans les analyses d'items de ce chapitre.

Un échec aux items faciles caractérise les schizophrènes et les psychotiques dépressifs.

En général, tout ce qui est de tendance aigüe ou bien de troubles chroniques, mais avec encore une bonne efficience intellectuelle a des échecs moins nombreux. En général aussi, les structures névrotiques réussissent assez bien à ce sous-test.

Comparer le Complètement d'images au Vocabulaire et à la moyenne verbale permet de distinguer les schizophrènes des dépressifs. Ces derniers obtiennent généralement des notes standards inférieures en discordance ou plus à Vocabulaire, ceci traduit la détérioration de la concentration visuelle. Néanmoins, cette détérioration n'est qu'un aspect de la détérioration générale.

Une note standard basse avec une note de Vocabulaire bien conservée et une *note moyenne verbale* également bien conservée fera penser à un état préschizophrénique. On trouvera des notes basses par rapport à Vocabulaire et par rapport à la *moyenne performale* surtout chez les obsessifs compulsifs et les hystériques.

La caractéristique des structures paranoïdes est une hyper acuité perceptive qui amène un bon, voire très bon score au Complètement d'images. Lorsque ce subtest est nettement plus élevé que tous les autres subtests du Performal, on a affaire à des tendances paranoïdes qui seront confirmées par un score élevé absolu à Similitudes.

Des lésions organiques du cerveau peuvent aussi causer une très grande détérioration à ce subtest.

On ne doit pas s'attendre à des notes basses à Complètement d'images. Toute note qui atteint 6 ou 5 laisse penser à un désordre psychotique, à une détérioration ou bien à une dépression de type psychotique. En zone B3, un Complètement devient l'indice d'aggravation de l'état et définitivement si le reste des Performances est bas sauf Assemblage d'objets.

Critères différentiels à Assemblage d'objets

L'atteinte qualitative d'Assemblage d'objets renvoie bien évidemment à celle de l'image du corps. La détérioration de l'efficacité à l'Assemblage d'objets peut refléter un retard dépressif ou encore de l'anxiété. Si la détérioration résulte de la dépression, la note sera inférieure au niveau du Vocabulaire[123], mais ne différera pas des autres notes des subtests verbaux, car la dépression a tendance à l'uniformité. En effet, la dépression a tendance à produire des notes uniformes alors que la schizophrénie a tendance à produire des notes hétérogènes. Au fur et à mesure qu'évolue une détérioration, l'efficacité à Assemblage d'objets est de plus en plus faible.

L'Assemblage d'objets est le premier point à se stabiliser dans la décompensation, et ce, quelle que soit la structure, pour passer de zone B2 à B3. Puis, la note se stabilise en donnant à ce stade un profil caractérisé par la forme d'un oiseau 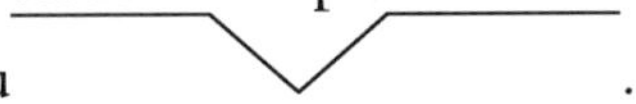 . D'autres fléchissements vont intervenir par Complètement d'images s'il ne s'agit pas de paranoïdes, par Arrangement d'images s'il s'agit de paranoïdes.

Mais auparavant, les extrêmes lâchent de deux ou trois points, donnant au profil la forme d'un M légèrement aplati, puis selon la structure et par exemple chez les organiques, lâcheront le Code et les Cubes en accentuant le M par l'allongement des jambes et par l'Information et Arrangement d'images qui, par leurs chutes transformeront le M en W. À ce stade, on peut, si les valeurs sont moyennes, assister avec le temps à une autre chute ou, si les valeurs sont basses, assister à une stabilisation inversée du départ c'est-à-dire les formes suivantes :

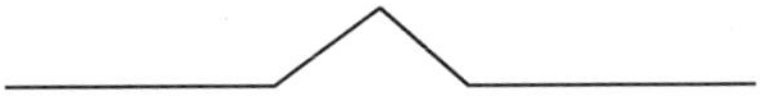 ou 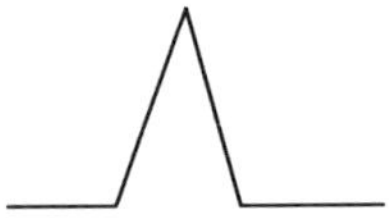

L'extinction apparaîtra définitivement avec l'aplatissement d'Assemblage d'objets. Le corps et sa projection tiennent en dernier comme dans l'extinction amnésique où les mots les plus proches du corps sont ceux retenus en dernier.

---

[123] *Assez paradoxalement, je mets en rapport le Vocabulaire et Assemblage d'objets ensemble en un champ défini par l'accès au lexique, au symbolique.*

Critères différentiels aux Cubes

Une note basse indique une dépression. Si la note est très inférieure à la moyenne du Performal sans les Cubes (Wechsler) ou si les Ambitus index et ratio sont hors limite, la dépression est de type psychotique. Habituellement, chez le type schizophrénique, la note à Cubes montre une détérioration significative par rapport à Vocabulaire. On peut rencontrer une efficacité conservée chez les schizophrènes (sauf dans la dépression psychotique) alors que chez les dépressifs, la note est en général basse.

Des notes standards inférieures à sept sont assez rares chez les personnes normales ou chez les personnes névrosées.

On ne portera jamais un diagnostic de débilité si la note standard des Cubes est supérieure à 10 alors même que la moyenne standard pourrait être basse. Associé à un bon score à Similitudes, ce diagnostic doit être ***radicalement*** écarté[124].

Critères différentiels à Code

Une note basse signifie une grande détérioration de la vitesse psychomotrice avec dépression et détérioration schizophrénique. Plus la dépression est grande, plus sera faible la note.

Un Ambitus inférieur en discordance de 6 points au Vocabulaire indique une dépression de type psychotique. On trouve chez tous les schizophrènes détériorés un Ambitus-index ratio hors limite en chute.

On ne rencontre jamais de note égale ou inférieure à six chez des sujets normalement intelligents, même s'ils sont d'humeur dépressive[125]. Un score faible à Code est un signe de dépression pathologique, souvent de désordres schizophréni-

---

[124] *Je rappelle combien la notion de QI est inutile et ne fait que cristalliser les perspectives d'analyse.*

[125] *Cette quasi-maxime se retrouve dans la littérature sur une cinquantaine d'années.*

ques et illustre la manière dont le mécanisme d'isolation vient dévorer les actions cognitives.

Il est important de se rappeler que Cubes, Arrangement et Assemblage sont ***synergiques***. La moyenne du subtest est assimilée à 10. En général, lorsque Cubes augmentent de 3 points standards, Arrangement d'images et Assemblage d'objets ont tendance à augmenter de 1,5 point à 2 points. En conséquence, Cubes, Arrangement et Assemblage doivent être en non-discordance.

Le Code chuté en zone B4 indique, suivant le graphe, la seconde ou la troisième étape de l'aggravation de l'état.

En cas de chute à Code en zone delta avec un Verbal en alpha, l'indication obsessionnelle se pose par l'effet de l'isolation à Code et il est souvent accompagné de désordres aux items difficiles d'Assemblage d'objets.

Coordination visuomotrice : Assemblage d'objets, Cubes et Code

Normalement, ces trois subtests présentent un schème circonflexe en début de dégradation. La coordination visuomotrice doit présenter un rapport interne de 1 entre les parties et un Ambitus maximal de deux points en zone Bêta (B1, B2).

Critères différentiels à Séquence Lettres-Chiffres

La note obtenue à Séquence Lettres-Chiffres doit être au moins égale à Mémoire des chiffres. En cas contraire, le signe à lui seul indique des troubles de la pensée, de l'intention et donc une perturbation de la fonction noétique.

LA RECHERCHE DE TRAUMAS[126]

Je rappelle que, pour la pratique, sans risque d'erreur ni sur un plan statistique, ni sur un plan clinique, on ne tiendra compte d'un écart de deux points comme significatif lorsque les notes sont au voisinage de la moyenne. Je rappelle aussi que plus la moyenne des notes standards est élevée, plus on peut s'attendre à des écarts de deux points ou plus entre certaines notes standards. Inversement, plus la moyenne standard est basse, inférieure à la moyenne, plus il faut s'attendre à ce que les notes soient proches les unes des autres, souvent identiques, fréquemment avec un écart de un point standard, très rarement deux points et dans tous les cas, lorsque la note globale ainsi que la note moyenne à chaque échelle, verbale et performale, sont inférieures à la moyenne, mais supérieures à cinq, toute différence supérieure à deux points standards sera considérée comme pathognomonique. Par ailleurs, on gardera en mémoire qu'à l'extérieur de la zone médiane, l'écart indicateur est obtenu en divisant la moyenne verbale, modale, performale par 4 (pratique à confirmer avec le calcul de l'Ambitus-ratio). Cette indication fait un retour sur les conseils judicieux (à tout seigneur tout honneur) de Wechsler.

---

126 *Ce qui suit suppose comme la théorie psychanalytique du trauma, soit au minimum le processus en deux temps.*

Je définis comme étant un trauma cognitif, l'effet de sidération pour la pensée d'une charge fantasmatique et émotionnelle ou évènementielle. Celle-ci s'accompagne d'observations extérieures traduites par le comportement. Ces traumas cognitifs vont concerner de manière élective les zones de l'efficience qui présente soit une analogie traumatique, soit un confort défensif par contre analogie traumatique[127]. Mon idée est que l'enfant a présenté des points de fixation correspondant à des modes de pensées psychiques et à des modes de développement cognitifs favorisant la cristallisation défensive au moment du trauma.

L'analyse des traumas est fondée sur les hypothèses suivantes : tout enfant et adulte n'ayant pas subi de coups d'arrêt dans son développement présente au minimum une stabilité structurelle serrée autour d'une note moyenne de dix. La deuxième hypothèse est que la structure des aptitudes n'est pas modifiée avec la maturation.

Anastasi (1970) avait, sur des études longitudinales, conclu à une différenciation croissante des aptitudes avec l'âge, ce qui impliquerait par ailleurs une réduction de la participation des aptitudes au score global ce qui n'est pas nécessairement le cas (par exemple le Vocabulaire). Reuchlin et Bacher (1989) appuieraient cette lecture. Mais en 1993, Carroll rejette cette lecture. Il constate par une gigantesque étude que les facteurs sont déjà présents chez les enfants et que leur nature ne subit pas d'évolution. J'avancerais pour ma part un autre facteur qui est l'intégration continue (même si elle participe de sauts qualitatifs) des schèmes par l'assimilation et l'accommodation. Enfin, tous les facteurs y compris les non verbaux, participent du *symbolique, de son élaboration et de sa transmission à savoir le langage.*

Le principe est le suivant : chaque groupe de test ou chaque subtest comporte une cohérence interne et une cohésion qui détermine un équilibre entre les parties (je ne cacherais pas

---

[127] *J'ai développé mon point de vue dans un article « Topiques du traumatisme » in Pratiques psychologiques.*

avoir en arrière-plan figurable la théorie des gaz parfaits). Par exemple, Similitudes est pathognomoniques lorsqu'il est très inférieur à Vocabulaire et Information ou bien encore lorsque Mémoire des chiffres à tendance à suivre la pente de Code. Par ailleurs, dans les zones médiocres, les notes doivent marquer peu d'écart (on peut ainsi considérer que Similitudes peut être inférieur de un à deux points).

Rechercher une zone de trauma consiste à rechercher la tranche d'âge à laquelle il faut remonter pour que la note standard réelle considérée ZV (Note standard verbale la plus haute) ou ZP (note standard performale la plus haute) soit à la même valeur que le repère qui a été fixé. Ce repère peut-être MgG, MgV, MgP. On peut aussi inclure les notes moyennes géométriques de chaque zone verbale et performale pour une limite plus haute.

La WAIS est une épreuve faite passée à tous les âges. Compte tenu des coefficients d'intercorrélations, on peut s'attendre chez quelqu'un qui a un développement harmonieux à ce que tous les scores soient en relation non discordante. Tout écart de note en discordance basse devra être considéré comme l'indicateur d'un trauma. Quels sont les repères que nous avons à notre disposition ? Ils sont de trois ordres. Le premier repère correspond à la note la plus haute en zone verbale puis la note la plus haute en zone modale puis la note la plus haute en zone performale[128]. À des fins de commodité, on ne calcule pas les traumas en zone modale. Première règle, on recherche, dans chaque zone, par rapport à la note la plus *haute* quelles sont les notes les plus *basses* et *discordantes.* Afin de tenir compte d'une stabilité dans toutes les notes, la recherche des traumas ne s'effectue qu'avec les notes standard réelles, dans un premier temps. On relève donc les notes standard réelles (Str) les plus basses discordantes par zone puis en utilisant les notes brutes

---

[128] *Dans le cas où les profils se dessineraient en zone A1 A2, B1 B2, on pourra prendre la note la plus haute en Verbal ou en Performal soit un seul repère.*

correspondant à ces notes les plus basses, on remonte dans les tableaux d'étalonnage jusqu'à ce qu'on retrouve un âge qui, à partir de ces notes brutes, nous donne une note standard non discordante. Pour trouver la note standard non discordante, le principe est simple. Il suffit de trouver une note dont l'Ambitus-ratio avec la note la plus haute est inférieur à 0,02. On obtient une première ou plusieurs premières lignes de démarcation. Dans le cas où les tables « adultes » ne suffisent pas, on relève la note standard obtenue avec la note brute à la dernière classe d'âge la plus basse, en l'occurrence environ 16 ans, puis on utilise la tranche d'âge immédiatement proche dans les tableaux d'étalonnage de la WISC en repérant la même note standard. À partir de cette même note standard, on retrouve une nouvelle note brute et l'on continue de remonter jusqu'à ce que l'on obtienne la note standard recherchée.

Ainsi, si la note brute qui nous sert à remonter dans l'étalonnage adulte nous donne une note standard de 8 points mais que ces 8 points soient insuffisants pour atteindre un Ambitus-ratio non discordant, on passera aux tables de la WISC, on cherchera pour le même substest la note standard de 8 points. On retrouvera en face une nouvelle note brute et non plus celle qu'on utilisait jusqu'alors et l'on continue de remonter jusqu'à ce que l'on retrouve une note standard à l'Ambitus-ratio non discordant.

Ces lignes de démarcation obtenues, on peut opérer le même travail avec la moyenne standard 10 et on opère le même travail avec la moyenne géométrique comme repère[129]. Dans le cas où les notes hautes n'atteignent jamais la valeur de 10 points, on utilisera la note de 10 (qui est la note moyenne standard) comme seul repère. Mais, on conservera comme second repère la moyenne géométrique dans le cas toujours où la note supérieure est inférieure à 10.

---

129 *Racine carrée de l'Ambitus-index entre les extrêmes de chaque zone verbale et performale.*

Dans le cas où l'on veut perfectionner la recherche du trauma, on s'attachera à une quatrième ligne de démarcation qui est de prendre le vocabulaire comme repère pour tous les subtests y compris les subtests du performal. Ces lignes de démarcation dessinent une zone qu'on peut appeler une zone de trauma par commodité. On sait grâce à Freud que le trauma se constitue en deux temps et qu'une partie des effets du trauma sont nécessairement cognitifs. Conséquemment, ce à quoi nous assistons est constitué des *traces* du trauma. L'avantage de multiplier les lignes de démarcation est qu'on augmente la validité des hypothèses de travail. Il faut savoir que sans traitement psychothérapique ou autre, des WAIS répétées à des écarts de temps réguliers ou non présentent toujours le *même* type de zone de trauma et les *mêmes* zones d'âges.

L'interprétation est biographique, c'est-à-dire qu'elle met au jour des jalons de fixation. En second lieu, elle est soumise à la signification des subtests. Mais tout cela indiquera les points d'ombre du développement de la personne.

La découverte des zones de trauma a pour visée par le rendu au patient de reconstruire des souvenirs, ou de les construire, souvenirs qui n'ont pu être établi puisqu'ils concernent une zone traumatique. Le trauma par définition est inaccessible. Seuls ses alentours les sont. Mais pouvoir enkyster un trauma, c'est pouvoir sortir de la répétition morbide du trauma cumulatif. Une fois qu'on a abouti à une lecture des types, des modes de décompensation, une fois qu'on a établi les profils et la zone de trauma, on peut se servir de la WAIS comme à la fois analyse de pronostic, c'est-à-dire la vitesse d'évolution de la pathologie mais aussi comme point d'appui pour l'indication des interventions thérapeutiques. Dans le cas où ultérieurement on aurait besoin de vérifier l'impact psychométrique d'un travail thérapeutique, on se bornera dans un premier temps afin de ne pas lasser le patient à refaire passer que les épreuves de performance qui sont discordantes par le bas. Aux fins de vérifier la validité des diagnostics en psychologie clinique et pathologique concernant donc les points du modal et du verbal, on ne fera passer aussi que les épreuves discordantes vers le bas.

Les indices

Visuo-moteur

Les trois tests non verbaux, Assemblage d'objets, Cubes et Code, sont regroupés souvent en tests de *coordination visuo-motrice*, avec adjoint *l'organisation visuelle et la vitesse motrice,* ils impliquent tous une activité motrice contrôlée par le visuel.

La coordination visuo-motrice signifie que la motricité tropiste est plutôt commandée par une décision générale[130]. Cette décision s'adapte constamment au cours de l'action motrice au sein d'une action situationnelle commandée par le visuel.

Les études de Goldstein et Scheerer (1941)[131] ont ouvert le champ, suivent les recherches concernant le dessin et la sculpture (Werner, 1940). On sait que Schilder (1935) et Loretta Bender (1938), utilisèrent les méthodes expérimentales de Wertheimer et de Lewin, pour une étude visuomotrice, qui aboutirent au *Bender Visual Motor Gestalt Test.*

Le rôle de l'organisation visuelle diffère dans chacun de ces trois sous-tests. Dans le Code, il consiste en une action de contrôle et d'orientation similaire à celle de l'écriture ou dessin. Dans Assemblage d'objets, l'action motrice juxtapose les différentes parties soit d'une cohérence soit d'une image. Certains auteurs ont avancé l'hypothèse d'une vitesse optimale. Mon expérience m'a toujours montré le contraire. On rencontre des cas où c'est nettement la juxtaposition hasardeuse des pièces, qui, à la faveur d'un déclenchement métonymique permet la réalisation de l'épreuve. Dans les Cubes, la forme doit être décons-

---

[130] *En d'autres termes et sous un autre angle de vue par l'intention.*

[131] *Les citations sont données à titre historique ; de nombreux chercheurs ont travaillé ces questions jusqu'à présent.*

truite selon une séquence d'analyse et de synthèse, facteurs en interaction constante et je renvoie au chapitre sur ce propos.

Ces subtests sont particulièrement sensibles au ralentissement idéomoteur et déclenche facilement un grand sentiment de dérisoire et de vanité. Cela est dû au fait que le caractère éventuellement ludique de l'épreuve est occulté par trop de lucidité et suscite souvent une attaque de l'estime de soi.

Il y a déjà longtemps, Escalona (1940), a donné quelque preuve des deux genres de retards présentés par les dépressifs : soit un *retard de décision,* soit un retard essentiellement *moteur*. Le *retard de décision* se caractérise par une latence élevée avant l'action. En ce qui concerne le *retard moteur*, l'exécution comme la décision demandent du temps. La tension aiguë, l'anxiété et l'hyperactivité influent sur l'action motrice. Par ailleurs, la chronicité schizophrénique et la détérioration peuvent causer une confusion syncrétique invalidant toute analyse.

L'Assemblage d'objets est le seul test travaillant « en aveugle », ou naïvement. Il est par la projection du corps, le lieu où se reconnaît et où se fabrique le signe. C'est là que chute en premier lieu la phase décompensatoire et c'est là qu'elle se termine, plus bas qu'à l'origine.

Concentration

Il s'agit de l'ensemble de ce que l'on suppose être soit à l'origine soit à l'effet d'une opération mentale. La concentration ramène sur le devant de la scène la focalisation, l'absence de fading et une bonne intention. L'indice de Concentration est : Arithmétique*Séquence Lettres-Chiffres*Mémoire des chiffres[132]. En tout état de cause, il faut attendre un Ambitus-index ≥100.

---

132 *Sur la signification de cet indice, ne se pose aucune difficulté clinique. Tant chez l'enfant que chez l'adulte, beaucoup de signes de fragilité opteront pour le vecteur de la concentration.*

Attention

Un autre chapitre importe lorsque le psychologue doit rendre compte des efficiences catégorielles d'une personne aux fins d'orientation par exemple, suite à une prise en charge hospitalière. C'est justement la question de l'attention. Je distinguerais par commodité, l'attention focale, l'attention réceptive et l'attention intentionnelle. L'*attention réceptive* (Complètement d'images, Arithmétique, Mémoire des chiffres, Similitudes, Matrices) est la capacité ou plus exactement l'effet de la capacité de rendre disponible un système réceptif à des stimulations externes. Ainsi, la répétition des mots ou de chiffres sollicite cette capacité. L'*attention sélective* (Code, Symboles, Matrices) suppose une capacité à persévérer en une action sans se laisser détourner de cette action mentale ou physique par des stimuli parasites. Eysenck notamment a montré que cette capacité variait avec l'extratensivité et l'intratensivité. Ceci est particulièrement intéressant pour le psychologue qui peut dès lors comparer par exemple un Rorschach et un Stroop. À l'échelle de Wechsler, c'est la charge conative et conato-affective qui intervient comme un parasite. Enfin, l'*attention élective* (Assemblage d'objets, Arithmétique, Arrangement d'images, Complètement d'images) suppose l'intervention d'une focalisation. La *concentration* montre la capacité d'une personne à être en intention ; ainsi, l'Arithmétique suppose une représentation interne à laquelle s'adresse la personne.

Globalement, l'*attention générale* est portée par Symboles, Assemblage d'objets, Complètement d'images, Arithmétique.

L'attention est sur le versant extraversif, la concentration sur le versant introversif.

Élaboration conceptuelle

Que l'on soit d'accord on non avec les formulations de Piaget, force est de reconnaître qu'il fut avec Luria, Vygostky, et certainement d'autres qui ont été ombrés par l'histoire, un de ceux qui posa une genèse du concept. Celui-ci se transmet par le vocabulaire et le langage en général. C'est bien ce que Rapaport et ses collaborateurs ont relevé. La dénomination de compréhension verbale est insatisfaisante pour la raison que le degré de compréhension n'est pas en rapport avec la production d'énoncé.

Cette élaboration conceptuelle ne peut s'accomplir sans la fonction sémiotique dont j'ai indiqué qu'elle est soutenue par le Vocabulaire, les Similitudes et l'Information.

Indice de socialité

L'indice de socialité se réfère à une différence capitale entre la *socialité*, effet du lien social et du symbolique et la *sociabilité*, effet du Socius et qui ne renvoie pas à la même psychodynamique. La socialité est soutenue par le Vocabulaire, l'Information, et l'Arrangement d'image.

La moyenne doit tourner autour de 12 avec un Ambitus à 3 maximum. On ne peut parler de la socialité sans son indice, le rapport :

(Vocabulaire*Information*Arrangement)/(Mémoire des chiffres* Arithmétique*Séquence Lettres-Chiffres)

doit être égal ou proche de 1.

ou, en cas de passation partielle :

Vocabulaire*Information / Mémoire des chiffres *Arithmétique.

Vitesse de traitement

Elle est le renseignement fourni par les mesures aux épreuves chronométrées.

Dans tous les cas, la motricité ne rend pas compte de la vitesse de traitement de l'Information.

La note standard de la vitesse de traitement (qui devait s'appeler vitesse d'exécution) reste à elle seule riche des enseignements que j'ai décrits dans les chapitres concernant Arithmétique, Mémoire des chiffres et Séquence Lettres-Chiffres. On ne tiendra compte que de Mémoire des chiffres et Séquence Lettres-Chiffres. Leur rapport (Séquence Lettres-Chiffres/ Mémoire des chiffres) est en général supérieur à 1. Ceci doit ne pas préjuger d'une dimension saine ou non[133].

Compréhension verbale

J'ai déjà indiqué mon point de vue sur la question. Toute l'échelle est impliquée par la compréhension verbale sans exception.

Organisation perceptive

Ce facteur fut souligné par RSG à la suite de Wechsler, puis eux-mêmes suivirent par d'autres chercheurs, entre autres, les propositions avancées par Grégoire. L'interprétation quantitative est facile puisqu'il suffira de se souvenir que la moyenne est à dix.

L'organisation perceptive est atteinte au fur et à mesure par le biais de Cubes puis d'Arrangement d'images pour les défenses paranoïdes et de Complètement d'images puis de Code et Symboles en vitesse d'exécution.

Mémoire de travail

Il s'agit d'un vieux concept dont la marque est soustendue par les notions d'intention, concentration et attention. La nouvelle échelle présente un regroupement entre Mémoire des chiffres, Séquence Lettres-Chiffres et Arithmétique. Il n'est pas justifié de maintenir ce regroupement ne serait-ce que pour des raisons de saturations.

L'Arithmétique est saturée de manière équivalente pour la compréhension verbale, l'organisation perceptive et mémoire de travail. On ne tiendra compte que du facteur attention en relevant la concentration.

---

[133] *Je rappelle ma position qui est que le normal ne s'oppose pas au pathologique et que l'opposé de ce dernier est la santé.*

L'indice est SLC + MC, subtests dont l' Ambitus maximum est de 2 en médian, avec SLC>MC. On se reportera aux indices correspondants. De plus, quels que soient les indices, *la différence est critique lorsqu'elle atteint trois points entre les indices.*

LES TYPES

La recherche de trauma effectuée, apparemment complexe, mais assez rapide à faire une fois qu'on en a prit l'habitude, on passe à l'analyse de la WAIS. En ce qui concerne l'approche globale de la WAIS, si l'on a l'impression de se trouver devant un profil difficile à interpréter parce que ce profil est trop bas, on aura tout intérêt, dans le cas où l'hypothèse du fonctionnement intellectuel se pose toujours, à faire passer des échelles validées pour des enfants. Une fois que l'analyse quantitative est faite, on s'aperçoit d'ailleurs que l'analyse quantitative est étroitement mêlée à l'analyse qualitative par exemple pour l'étude des zones de trauma, on passera à l'analyse qualitative. Pour ce, on étudiera les trois zones. La zone modale donne toujours le moyen de distinguer la névrose de la psychose. Les scores dans la névrose, non invalidée, se situent toujours en zone A1, A2 et médium tandis que les scores dans les psychoses se situent toujours dans les zones médium et inférieures. Ceci étant, il s'agit là de scores qui donnent un aspect qualitatif au type mental. Ce type mental n'est pas le type structurel. Le type mental résulte de l'interaction entre la structure psychopathologique et le monde extérieur. On peut donc rencontrer des types mentaux schizophréniques sur des structures obsessionnelles, on peut rencontrer des types hystériques sur des structures schizophréniques. On peut rencontrer des types paranoïdes sur des structures obsessionnelles, mais on ne rencontrera jamais de zones superposées en cas de décompensation. On aura à l'esprit donc qu'en cas de non-décompensation, les profils seront plus marqués par la discordance que par l'occupation dans telle ou telle zone et qu'en cas de décompensation les profils seront non seulement marqués par la discordance, mais aussi par l'électivité de telle ou telle zone. Ainsi, en cas de décompensation, les structures psychotiques sont plutôt en zone A3-A4, B3-B4. Alors que les structures psychotiques non décompensées peuvent se retrouver en zone A2 voire A1 et B2, rarement B1.

Pour la lecture des profils, on obtient, comme je l'ai déjà précisé, un profil réel et un profil virtuel. On comparera avec soin ces deux profils. Le principe général de lecture est qu'à chaque fois qu'un point virtuel est possible, une évolution spontanée du sujet est possible. C'est le grand principe psychodynamique de la lecture que je propose et qui se décline sous des formes extrêmement différentes : désinhibition, amélioration de la structuration spatiale, amélioration de l'intention, etc.

Pour l'approche de la *structure psychopathologique*, on aura soin de prendre en compte les profils en note absolue. C'est-à-dire que si l'on note un écart à Mémoire des Chiffres en la considérant comme faible, cela signifiera obligatoirement que la mémoire des chiffres est au-dessous de 10 (moyenne standard). En ce qui concerne les profils de types mentaux, on aura soin de prendre les *notes relatives*, c'est-à-dire relatives à la moyenne du sujet. Bien sûr, ces deux types interagissent l'un sur l'autre. Ainsi, on pourra très bien avoir affaire à une personne non décompensée présentant un profil non pathologique, mais contenant du point de vue relatif une évolution possible sur un plan schizophrénique. Les notes relatives sont des notes dont la moyenne est déterminée par la moyenne des notes ou la moyenne géométrique du sujet. On pourra donc lire que des notes standard pourront être relativement hautes tout en étant absolument basses. Ainsi, une personne qui présente un score à Mémoire des chiffres de 8 points alors qu'il a une moyenne personnelle ou une moyenne géométrique de 5 points, présente une note à Mémoire de Chiffres basse absolument, mais haute relativement. Par ailleurs, une note de 15 points à Vocabulaire est une note haute absolument, mais si la personne plafonne pour toutes ses autres notes à 18 ou 19 elle est relativement basse. Le type de personnalité schizophrénique est un type qui va présenter par exemple une note à Similitude absolument et relativement basse par rapport à Vocabulaire et Information qui sont absolument moyens (12 ou 13 points) mais relativement hautes. Et une personne qui présente une tendance schizophrénique ou schizoïde mais n'ayant pas de personnalité psychopathologique va présenter par exemple une note au Verbal de 16 points au Vocabulaire, 12 points à Similitude, 17 points à Information, 13 points à Compréhension, 12 points en Arithmétique, 13 points à Mémoire des chiffres. On constatera dans ce profil que l'anxiété n'invalide pas les scores, que la personne présente un type à tendance schizophrénique alors qu'il présente une structure mentale, en tenant compte des notes absolues, de type obsessionnel. Pour la zone performale, on parlera de dépression lorsque nous aurons des scores performaux bas. N'oublions pas que la plupart du temps les zones performales dans la voie dépressive sont toujours basses. Une personnalité hystérique aura une note en performal absolument haute *et* relativement haute alors qu'une personne psychopathique aura une note performale relativement haute, mais absolument basse. Une détérioration mentale se caractérise par des notes absolument basses à Code, Cubes, Assemblage d'objets, et relativement basses. C'est parce que la WAIS est composée diachroniquement d'épreuves et qu'elle nous donne une lecture synchronique que ce travail d'analyse à la fois synchronique et diachronique est possible. On peut effectuer le même type d'analyse avec des épreuves longitudinales comme la NEMI de Zazzo chez les enfants, le Termann Merill chez les enfants ou le Grace Arthur. On aura soin à ce moment-là de considérer comme discordant toute épreuve qui ne correspond pas aux voies de développement qui ont été décrites dans les théories servant de base à l'établissement du test, ainsi des épreuves ont été bâties sur la prédictivité scolaire (Kouteynikoff), ou celles construites par les collaborateurs de Piaget. En ce qui concerne deux autres points, on n'oubliera pas qu'il n'y a aucun intérêt à étudier la WAIS en terme de QI, que cette notion est complètement dépassée, qu'on utilisera toujours la notion de profil relatif, absolu, etc.

Pour la question de la détérioration mentale, on se souviendra que les épreuves qui tiennent le plus longtemps sont le Vocabulaire et l'Information. Ce sont donc les épreuves desquelles on peut s'attendre à voir se désagréger beaucoup plus tard les scores, notamment par rapport à Mémoire des Chiffres, très sensible à l'anxiété et donc à la réactivité du sujet, et à Arithmétique très sensible à l'âge ou encore Similitude qui peut être affaibli par un état dépressif.

Quand on constatera aussi que, de toute façon, il existe dans tout développement et dans toute vie humaine saine, une part dépressive constante, on comprendra que ces épreuves montrent de moins en moins d'intérêt au fur et à mesure de l'âge.

Toute chute aux *tests qui tiennent* en dehors d'une détérioration mentale est à elle seule indicatrice de psychopathologie. Ainsi, une chute importante à Compréhension, absolue ou relative, sera toujours l'indicateur d'une débilité ou d'une psychopathie, psychopathie succédant la plupart du temps à une cicatrisation d'une psychose infantile.

Paramètres addictifs

Ce type se caractérise par pas ou peu d'engagement de la personne dans le test. Les défenses ressemblent souvent aux défenses narcissiques.

Le Performal et les Cubes sont souvent détériorés. La détérioration est présente suivant le type mental ou structural. L'évolution de l'alcoolisme est marquée par la détérioration du Performal, et ce, suivant la structure sous-jacente de la personnalité. De plus, le niveau verbal est fréquemment inférieur de deux ou trois points à Vocabulaire.

Les comportements et les réponses sont typiques : égocentrisme, tendance à l'anxiété, faible capacité d'introspection, fuite, réaction narcissique typique, relation de dépendance.

Les troubles toxicomaniaques se caractérisent par une perturbation de l'attention et de la concentration.

Paramètres anxieux

L'anxiété n'est pas une structure, mais un champ d'expression sur-jacent à des défenses caractéristiques de processus structurels.

En ce qui concerne les résultats aux subtests, l'Arithmétique est relativement basse (concentration), de même que la Mémoire des chiffres relativement basse (attention). Le Performal est souvent échoué et plus bas que le Verbal.

Du point de vue du comportement, la méfiance et l'état de maladresse motrice dominent, la tension est excessive. La concentration et l'attention sont perturbées. On note des hésitations dans les reprises de réponses. De plus, la vérification abaisse le score d'efficience surtout dans la mise en jeu du corps. Il y a des trous lexicaux. Le Code virtuel est supérieur au Code réel.

Paramètres névrotiques

En général, la moyenne verbale est supérieure a la moyenne performale, on note une valeur à Compréhension*Cubes > Arrangement d'images*Assemblage d'objets. L'Ambitus est généralement bon. Suivant la structure sous-jacente, la moyenne verbale va de médiocre à bon (A 3 à A1). L'Arithmétique standard réel est bon, le Complètement d'images est souvent limité à 14/15. Les personnalités sans troubles ont en général des scores médiocres. La structure névrotique solide est souvent en zone A2, voire A1[134].

[134] *Cette zone est souvent réservée aux hors normes : personnalité narcissique, érotico-narcissique, obsessionnelle. La personnalité narcissique correspond à la névrose narcissique de Freud qu'il nomme aussi mélancolie.*

LES TYPES DU CARACTERE

Paranoïdes

Les caractères paranoïdes présentent une méfiance générale, un souci exagéré de ce qui est légal et un comportement reposant sur des preuves et des réfutations. La verbalisation est exagérée, méticuleuse, argutie et le raisonnement est développé.

La condition paranoïde donne des notes très élevées à Arithmétique, Similitudes et Complètements d'images. Mémoire des chiffres est aussi généralement élevé. Mais cette interprétation doit s'appuyer sur des données qualitatives. On notera des distorsions perceptuelles à Arrangement d'images et Complètement d'images. De plus, à Mémoire des chiffres, les sujets visualisent fréquemment les chiffres pour les répéter.

Les profils sont souvent proches des schizophrènes au début. Très souvent le rapport Complément d'Images/Arrangement d'images est très supérieur à 1.

Schizoïdes

La note à Mémoire des chiffres est très haute et peut être inférieure à celles de Vocabulaire et l'Arithmétique qui sont relativement faibles. Pour les caractères schizoïdes et au début, les profils sont moins dispersés. La Mémoire des chiffres est touchée dans les *prodromes* ainsi qu'Arithmétique et Complètement d'images.

Les types narcissiques

Les caractères narcissiques présentent une tendance rigide à prévenir, à minimiser, à nier ainsi qu'une tendance à éviter toute pensée responsable ou introspective. Le sujet essaye d'amuser l'examinateur, de détourner ou de contourner l'attention.

Les types narcissiques présentent les caractéristiques suivantes : labilité émotionnelle, souvent agressivité, démonstration exagérée, une tolérance faible à l'anxiété. On note également de la rigidité, négation et de la minimisation. De plus, la personne fait preuve de charme et de séduction. Le symptôme est idéationnel ou noétique. Les réponses sont évasives, évitant l'engagement et l'on note un refuge dans l'expérience : « j'ai pas lu depuis longtemps… ». La sophistication sociale est également une caractéristique de ce type, avec des références personnelles et une discussion du concept.

Le Verbal est inférieur ou égal au Performal. L'Arrangement d'images est élevé et l'Arithmétique est bas. L'Arrangement d'images élevé traduit la facilité caractéristique des anticipations sociales. Avec les soins, le protocole évolue vers l'obsessionnel qui est une première étape, d'où l'intérêt de refaire passer une WAIS avec la même méthode pour les patients de longue durée.

La note faible à Arithmétique indique que le sujet s'est efforcé d'éviter l'anxiété sollicitée par la nécessité de retenir des Informations qui ne lui appartiennent pas. Les défenses apparaissent dans ce subtest.

La grande différence de comportement entre le narcissique et l'obsessionnel est que le narcissique saura s'adapter à une modification demandée par l'examinateur, ce qui n'est pas le cas de l'obsessionnel. Les hystériques, contrairement aux narcissiques sont en général ***passifs***, l'Arithmétique sera un peu plus proche de l'Arrangement d'images. Néanmoins, les effets du Socius se font sentir très vite, le niveau performal est relativement élevé chez les patients narcissiques.

Les types dépressifs

Dépression

Les signes caractéristiques de la dépression sont : l'inertie, la tristesse, l'absence, le retard du processus (effet de latence), les lenteurs associatives, l'inhibition émotionnelle. Dans le cas d'une dépression psychotique, on notera un délire de culpabilité.

Si l'on note une baisse uniquement au Code et à Assemblage d'objets alors il ne s'agit pas d'une dépression névrotique.

Le Performal est nettement inférieur aux scores à Vocabulaire et à Information. Le Code est correctement posé, mais dépasse le temps limite. Les Cubes sont inférieurs ou égaux à la moyenne performale avec un Ambitus-index inférieur à 100. Le score virtuel est toujours supérieur dans la dépression.

Les traits significatifs de la dépression névrotique et psychotique sont : le retard des processus perceptuels, associatifs et moteurs, l'inhibition émotionnelle et la fréquente expression d'inadéquation et de désespoir, ce qui se rapproche des défenses narcissiques. En général, le Performal est inférieur au moins de trois points aux notes d'Information et Vocabulaire. Plus grande est la différence, plus profonde est la dépression. En général, dans une dépression, l ne doit pas perdre de vue la chute homogène des notes au Performal. Si l'on a affaire à un profil plus hétérogène, on doit toujours penser à la schizophrénie ou à un désordre latent psychotique. Lorsque seulement les Cubes et Assemblage d'objets ont des notes franchement faibles mais pas à l'extrême, il ne s'agit pas de dépression, mais sans doute d'une tension plus ou moins forte.

Un dépressif qui garde encore un certain tonus réussira mieux aux notes performales. Il y a à peu près cinq à dix points d'écarts entre le QI verbal et le QI performal avec une chute plutôt au niveau du Performal.

Du point de vue verbal, on peut assez facilement établir le diagnostic différentiel entre dépression psychotique et névrotique car il y a une grande dispersion chez les psychotiques. La note de Compréhension qui tient avec l'âge et chute avec la pathologie ainsi que les notes de Similitudes et Arithmétique sont celles qui montrent une grande chute au-dessous d'Information et Vocabulaire. Si la note à Similitudes est inférieure à la moyenne verbale ainsi qu'à Vocabulaire, la dépression sera de type névrotique.

La Mémoire des chiffres est invariablement faible, reflétant l'anxiété aiguë. Une note élevée à la Mémoire des chiffres suggère la schizophrénie ou une structure caractérielle fortement schizoïde.

Neurasthénie

Il est assez difficile de distinguer un névrosé obsessionnel d'un hystérique dépressif. Par sa lenteur idéatoire, la dépression est un paravent. On pourra tout de suite de distinguer la névrose obsessionnelle, l'hystérie et la schizophrénie comme suit. Le doute et la lenteur des obsessionnels réduisent la dispersion, la schizophrénie l'augmente et la dépression névrotique, inversant le rapport Verbal/Performal fait que l'hystérie n'apparaît généralement dans ce tableau que par sa moins bonne performance au Verbal.

Cependant, il semblerait au Wechsler que la dépression vienne uniformiser les différences entre les symptômes. La dispersion du Verbal peut pencher soit du côté obsessif, soit du côté hystérique, selon les structures.

Dans la dépression, la plupart du temps l'inefficacité est temporaire et vise à toucher les items faciles. Les états d'anxiété entraînent toujours une note très basse à Mémoire des chiffres ainsi qu'à Arithmétique et un faible niveau du Performal. La motricité est maladroite et tâtonnante avec des doutes et vérifications. Tous ces signes sont hyper accentués dans la névrose obsessionnelle.

On observe un échec aux items faciles à : Information, Vocabulaire, Mémoire des chiffres, Arithmétique et Complètement d'images. Ou le QI peut être supérieur. Les Cubes sont bas et il peut y avoir une réussite aux items difficiles. De manière générale, le Performal est inférieur à Verbal.

L'encouragement ou du temps supplémentaire est caractéristique d'un stimulus donnant une réussite.

Les types de contrainte

Ces types se situent en A2, B2-3. En général, les notes sont élevées à Information et Vocabulaire et souvent accompagnées d'une note relative basse à Compréhension. Ce schéma étant antagoniste à celui de l'hystérie. Le niveau du Performal est bas et la chute n'est pas homogène. Il touche souvent l'Assemblage d'objets et l'Arrangement d'images. La note à la Mémoire des chiffres est souvent au niveau du Verbal. Quelquefois, la note à Similitudes est un peu plus basse que le profil moyen, cela est dû à un surcroît d'esprit critique, d'implication de l'exigence idéale. La note basse à Compréhension doit attirer l'attention, il s'agit de voir s'il s'agit d'échecs liés au doute ou d'échecs de Compréhension réels.

Si la note de la Mémoire des chiffres égale le niveau moyen du Verbal, on a plutôt affaire à l'obsession. Il ne faut pas oublier non plus qu'une bonne note à la Mémoire des chiffres peut faire penser à des traits schizoïdes.

La moyenne globale est souvent supérieure à 110 avec un QI verbal nettement supérieur au Performal. La chute commence par des dépassements du temps limite et le niveau bas du performal indique que le doute et le comportement procrastinant affaiblissent les scores. Le niveau de Performance bas est donc dû à une inefficacité décisionnelle, qui est à distinguer du ralentissement dépressif. Quant à la moyenne verbale, elle se situe en zone supérieure et très supérieure. Du fait du doute, la moyenne virtuelle est supérieure à la moyenne réelle.

Bien que de présentation variée, la personnalité a ses caractéristiques : intellectualisation pédante, rationalisation, qualification, perfectionnisme, étalage d'érudition. RSG notent également un ralentissement idéomoteur, des réponses gâchées par l'annulation rétroactive (la bonne réponse est trouvée, mais gâchée ou alors annulée), précaution, doute, rigidité et rumination. Le discours est caractérisé par l'ordonnancement syllogistique : « Si, alors, ou bien, ou bien ». La verbalisation est détaillée. La charge sexuelle des contenus peut être troublante. On observe qualitativement un rejet du populaire.

Les types hystériques

Le Wechsler ne permet pas de différencier les névroses à caractère hystérique, les névroses à symptôme hystérique ou l'hystérie d'angoisse ou l'hystérie de conversion. Ceci étant, la dispersion au Wechsler est caractérisée tout d'abord par un niveau Performal égal ou supérieur à celui du Verbal. On note également une infériorité relative d'Information avec souvent un échec aux items très difficiles ainsi qu'une supériorité relative de la Compréhension. Ici, le visuomoteur domine.

La signification diagnostique de l'hystérie croît en même temps que l'écart entre le niveau verbal et performal. Cet écart qui concerne le Verbal et le Performal est aussi typique des psychopathies et des désordres narcissiques, sauf si la moyenne verbale est au-dessus de la moyenne d'au moins deux points, cet écart est relatif. Cependant, si le Verbal notamment, Information est à peu près égal ou supérieur à 13, cet écart perd sa spécificité. Le score à Mémoire des chiffres est généralement inférieur à la moyenne verbale avec un niveau verbal qui est de toute façon inférieur au Performal. La moyenne standard atteint rarement un niveau supérieur et peut être tout à fait aussi bas que la zone débile.

Assez curieusement, la dépression a tendance à renverser le profil Verbal/Performal, ce qui signifie que le niveau verbal devient supérieur au Performal dans la dépression hystérique.

La WAIS ne permet pas la certitude d'un diagnostic différentiel avec l'hystérie mais la passivité de l'hystérie, dans la conduite et les formulations paranoïdes chez les hommes sont fréquentes. On connaît la capacité de l'hystérique homme à utiliser les défenses paranoïdes et les erreurs de diagnostic posées à son endroit. Il passe souvent pour un obsessionnel et il suffit de l'écouter parler, pour saisir par sa faible rhétorique où il se trouve.

Ce type se situe rarement en A1 mais peut être en B1. Le niveau performal est en général égal ou supérieur au verbal. À l'inverse de l'obsessionnel, l'Information est relativement basse tandis que la Compréhension est relativement haute. Le Vocabulaire peut être échoué par écrasement surmoïque. L'analyse d'items montre qu'à Information, les items difficiles sont échoués. À Compréhension, les réponses sont souvent naïves et hautement morales. Il y a des échecs fréquents à Arrangement d'images qui est bas par rapport à Vocabulaire ou à la moyenne. Le score à Mémoire des chiffres est quasi identique à la moyenne verbale. La coordination motrice et visuomotrice est bonne et on peut noter des échecs ou des oublis aux items faciles.

Si le Verbal atteint une moyenne de 13 ou 14, il y a peu de chances que l'on ait affaire à une personnalité hystérique. Si le Verbal est supérieur ou égal au Performal, avec une Mémoire des chiffres moyenne, cela renverra à une *hystérie d'angoisse.* De plus, une dispersion d'hystérie avec Verbal supérieur au Performal renverra à une hystérie dépressive. **On retiendra que plus l'écart entre Performal et Verbal augmente plus le diagnostic est sûr.**

Signe de l'être transférentiel de l'hystérie : elle répond à côté de manière aberrante sans donner l'impression de troubles neurologiques, on a envie de répondre *« mais qu'est-ce que vous dites, qu'est-ce que vous racontez ! ».* Les aptitudes verbales sont généralement moins développées que les aptitudes comportementales. Il y a une dépendance passive du sujet à l'égard du jugement conventionnel. On note une méfiance à l'égard de l'insight, des réponses impulsives à la place de la réflexion, l'absence de fantaisie, une dévalorisation de la pensée autonome, un repli devant les connaissances nouvelles ainsi qu'une résistance au changement. Les autres caractéristiques de ce type sont :

l'absence de confiance en soi, une labilité émotionnelle apparente, une naïveté sexuelle et de connaissance, l'égocentricité et des traumas cognitifs. Le mécanisme de défense est bien connu, c'est le refoulement. Et surtout, on trouvera un effet retard dans les réponses rapportées en dehors du temps limite.

Les types psychopathiques

Les types psychopathiques présentent classiquement les caractéristiques suivantes : long conflit social, absence de règles de vie, manque de perspective temporelle, impulsion, attitude très polie et respectueuse, servilité ostentatoire, incapacité d'empathie, comportement antisocial.

La moyenne performale peut être très supérieure. Il est rare qu'un psychopathe obtienne une moyenne globale supérieure à la moyenne, contrairement à la ***perversion narcissique***. Le Complètement d'images est souvent supérieur. Si le chiffre absolu est supérieur, les tendances paranoïdes sont présentes. Souvent, on observe un échec aux items faciles à Complètement d'images et un échec à Arrangement d'images.

La note à Compréhension absolue ou relative est basse et inférieure ou égale à Arrangement d'images.

La note à Information est faible. L'Arrangement d'images relatif est souvent supérieur. Souvent, la note à Mémoire des chiffres ne diminue pas, ce qui reflète la froideur et le peu d'affects en situation de stress.

À Similitudes, la note absolue ou relative est basse. Un score très élevé aux Cubes doit faire penser à une erreur de diagnostic, et à une perversion narcissique plus qu'à une psychopathie.

Les notes sont élevées aux scores de rapidité et coordination motrices et il n'y a quasiment pas de virtuel.

La présence de virtuel avec deux points d'écart notamment à Assemblage d'objets ou à Arithmétique, doit faire soulever l'hypothèse d'une psychose infantile cicatrisée.

Les réponses sont aberrantes, mais assurées (prosélyte = prostituée, cheptel c'est un château), l'assurance est un signe des possibilités de passage à l'acte *lorsque les erreurs sémantiques sont associées.* Par rapport à ce point, le diagnostic différentiel de l'hystérie est que cette dernière a une bonne Compréhension et une répétition chiffrée moyenne alors que le type psychopathique échoue significativement à Compréhension.

Les types schizophréniques[135]

Les notes

En général, on observe une forte dispersion des notes, notamment par rapport à celle de Vocabulaire et Compréhension (utiliser la table des Ambitus). De plus, une chute à Vocabulaire, Similitudes, Information et Compréhension évoquera la schizophrénie. Souvent, l'Arithmétique relative est basse (– –). De même, la Compréhension, tératologique, est basse (– –), inférieure ou égale à Information et Vocabulaire. Le Complètement d'images est relativement et souvent bas, sauf en cas de schizophrénie paranoïde.

Et, suivant le type de schizophrénie, baissent la Mémoire des chiffres, l'Arrangement d'images et l'Assemblage d'objets qui est échoué en cours de route. Si l'Assemblage d'objets est bien conservé et que les autres subtests sont considérablement détériorés, cela indique une schizophrénie chronique ou détériorée.

Un Vocabulaire et un Arithmétique bas indiquent la détérioration. Les scores à Mémoire des chiffres et à Vocabulaire sont parfois égaux ou supérieurs à Information.

Dans le cas d'une schizophrénie non complètement décompensée ou non détériorée, le score à Cubes est supérieur ou égal à celui obtenu à Assemblage d'objets.

---

[135] *Je rappelle que l'infériorité des notes est toujours considérée dans ces lignes comme discordante.*

Le niveau verbal est très inférieur au Vocabulaire et la Compréhension est inférieure de trois points ou plus à Vocabulaire et à la moyenne verbale.

Un Arithmétique avec une note faible et inférieure à Mémoire des chiffres indiquera une *phase de retrait.*

La dispersion des notes réelles est très grande et il est alors conseillé d'utiliser la table des Ambitus.

Dans la schizophrénie détériorée, Mémoire des chiffres et Arrangement d'images sont en discordance négative par rapport à Vocabulaire.

Indices qualitatifs

À Information, on note un échec aux items faciles, un succès aux items difficiles, des réponses incorrectes, des mélanges de lexèmes et des références analogiques, « Marco Polo a découvert le Pôle Nord ». Les associations sont découvertes et Polo - Pôle.

À Compréhension, on observe également : des réponses ampoulées, impulsives, égocentriques, un échec aux items faciles, un succès aux items difficiles ainsi qu'une intellectualisation déplacée.

Mémoire des chiffres : Il y a une supériorité très nette de l'énumération des chiffres à rebours sur le direct. Ce résultat est assez proche des organiques. En rétention, les chiffres sont additionnés.

À Arithmétique, on note un échec à la plupart des items faciles et un succès partiel ou total aux trois ou quatre derniers problèmes. Les problèmes sont appréhendés de manière littérale. Le sujet est incapable de tirer profit d'une aide évidente pour répondre aux items faciles qu'il a manqués. En revanche, il essaye des solutions bizarres et fait des jeux de mots.

À Similitudes, il y a un échec aux items faciles, une déformation des bonnes réponses et une réussite aux items difficiles. Les réponses sont de types phonologiques, avec une analogie souvent synchronique. La chute à l'Ambitus-index ou ratio est pathognomonique. La chute à Similitudes est moins forte dans les schizophrénies paranoïdes

À Vocabulaire, on observe un échec aux items faciles, un succès aux items difficiles ainsi que des associations faciles sur les jeux de mots qualitatifs.

À Arrangement d'Images, les perceptions sont faussées et confuses. On observe la persévération.

À Complètement d'images : On note un échec aux items faciles et un succès aux items difficiles. Il y a également des références fréquentes à des attributs ou des détails dont la présence n'était pas particulièrement prévue comme les couleurs, le dessin ou le reste du corps. Notons aussi l'introduction de détails qui appartiennent au hors champ.

Aux Cubes, on note une tendance critique et un échec de l'analyse. Le sujet utilise des couleurs autres que le rouge et le blanc, il essaye d'intégrer les faces latérales, les faces verticales. Il y a un échec aux items faciles avec parfois, une réussite aux items difficiles.

Il n'y a pas de reconnaissance à l'Assemblage d'objets, souvent même après l'assemblage. Le sujet, souvent, ne reconnaît pas ou très mal l'image du corps, le profil, la main, même après avoir assemblé l'objet. Il semblerait que la construction voire la réussite à Assemblages d'objets soit strictement paradoxale. Les troubles de l'image du corps sont évidents. Le schéma corporel est correct. Souvent, les critiques ne permettent pas au sujet de savoir ce qui ne va pas dans la performance.

À Code, le sujet commet d'importantes variations ainsi que des erreurs de copie. La distraction montre l'atteinte de l'attention.

Chez les *chroniques*, le Verbal est au-dessous du Vocabulaire et l'Assemblage d'objet tend à être supérieur ou égal à Vocabulaire (exemple 1). En général, les Cubes restent stables. Néanmoins, un échec à Cubes évoquera une *schizophrénie à forme fruste*. Avec la *chronicisation*, l'Arrangement d'images, le Complètement d'images et le Code baissent. On trouvera une dispersion extrême des notes standards, mais en général, le Vocabulaire reste moyen dans l'absolu ainsi que les Similitudes. Souvent, ce sont les notes à Compréhension, Arithmétique et Complètement d'images qui s'effondrent.

Schizophrénie paranoïde

On notera des verbalisations bizarres et des distorsions perceptives (aux subtests Arrangement d'image et Complètement d'images). La dispersion est ici plus limitée.

La note à Compréhension ne diminue pas tout à fait, les Complètements d'images sont en général élevés, de même que la note à Vocabulaire. Similitudes accompagnent souvent par un score élevé, les performances paranoïdes. Mais avec la chronicisation, la note de Similitudes baisse alors que les notes à Cubes et Assemblage d'objets restent relativement hautes. Le Performal baisse ainsi que la Compréhension, avec une note à Arithmétique proche de celle à Complètement d'images.

Schizophrénie simple

On observe les éléments suivants : retrait, apathie, blocage, insipidité (Schafer) et distorsions perceptives.

En ce qui concerne les résultats à l'épreuve, la note moyenne standard est peu élevée ou juste moyenne. La somme des notes standards d'Assemblage d'objets, Code et Cubes est significativement supérieure à la somme des Tests verbaux. La somme des notes standards d'Assemblage d'objets, Code et Cubes est significativement supérieure à celle d'Arrangement d'images et Complètement d'images. Mémoire des chiffres est souvent élevé lors du maintien du lien social. Le Vocabulaire est souvent faible.

Schizophrénie et Neurasthénie

Ici, la moyenne verbale est au même niveau que la Mémoire des chiffres et l'Arithmétique, ce avec une chute à Vocabulaire. Par ailleurs, le Vocabulaire chute avec tous les tests bas, comme c'est le cas chez les psychotiques dépressifs et **schizo-**

phrènes détériorés. En effet, *le Vocabulaire s'affaiblit toujours avec la détérioration*. Une diminution parallèle de la *moyenne du Verbal* et de la note du Vocabulaire caractérise la schizophrénie simple.

En ce qui concerne les différences entre dépression névrotique et dépression psychotique :

Une grande détérioration de la vitesse psychomotrice, qui se reflète dans le Code, est très directement liée à la présence de tendances dépressives ou de détérioration schizophrénique. Plus grave est la dépression, plus grande est la détérioration de la vitesse visuomotrice ; et par conséquent, pour le diagnostic, il est possible d'évaluer la gravité de la dépression à partir de la détérioration du Code, en se référant au niveau du Vocabulaire et à la note pondérée elle-même. Une cote inférieure de six points ou plus au Vocabulaire indique une dépression de degré psychotique (RSG). Une note basse signifie une grande détérioration de la vitesse psychomotrice avec dépression et détérioration schizophrénique. Plus la dépression est grande, plus sera faible la note. Une note inférieure de 6 points à Vocabulaire indique une dépression de type psychotique. On ne rencontre jamais de note égale ou inférieure à 7 chez des sujets normalement intelligents, même s'ils sont d'humeur dépressive. Un score faible à Code est un signe de dépression pathologique souvent de désordre schizophrénique et aussi fréquemment de la manière dont le mécanisme d'isolation vient dévorer les actions cognitives.

CONCLUSION

Nous voici au terme de ce guide d'interprétation consacré à l'échelle d'efficience intellectuelle de Wechsler. En fonction des besoins que rencontrera le psychologue, il s'appuiera sur telle ou telle partie du guide. L'interprétation du test, dont je rappelle qu'elle sera aussi valable pour les échelles à venir sous réserve que les mêmes types de subtests soient utilisés (alors même que leurs items seraient changés), peut en effet s'appuyer uniquement sur les Ambitus-ratio, ou bien à des fins thérapeutiques sur la recherche des traumas. Un autre avantage est que l'on pourra ne refaire passer que certains subtests, à visée de contrôle d'un travail thérapeutique par exemple, en tenant uniquement compte des Ambitus-ratio de la discordance. Enfin, la possibilité de rapprocher les types mentaux du travail psychopathologique ouvrira, je pense, de bonnes perspectives cliniques.

BIBLIOGRAPHIE

ALEXANDER. WP 1950, *Une échelle de performance pour la mesure de l'intelligence pratique*, Éditions C.P.A.

ALEZRAH. C 1980, *Approche d'une énonciation chez deux sujets psychotiques*, Montpellier, Mémoire de psychiatrie.

ANASTASI. A 1970, « On the information of psychological traits », in *American Psychologist*, p 899, 910, n° 25, Washington, The American psychological Association.

ANDERSON. H, ANDERSON. L 1965, *Techniques projectives*, Paris, Éditions Universitaires.

BACHER. F 2002, « Les modèles d'analyse factorielle hiérarchiques », in *Bulletin de psychologie*, p 573, 582, tome 55, n°462, Paris, Groupe d'études de psychologie de l'Université de Paris.

BARBUT. M 1976, *Mathématiques des sciences humaines*, Paris, Presses Universitaires de France.

BAUDRAND. G 1972, « Essai d'abord linguistique d'une œuvre écrite de schizophrénie », in *Information Psychiatrique*, avril 1972, 48, n°4, Toulouse, Privat.

BECK. SJ 1967, *Le test de Rorschach*, Paris, Presses Universitaires de France. Tomes I et II.

BENDER L 1938, « Visual Motor Gestalt Test and Its Clinical Use », in *American Orthopsychiatric Association Research*

Monograph, n°3, New-York American Orthopsychiatric Association.

BENVENISTE. E 1966, *Problèmes de linguistique générale, 1*, Collection Tel, Paris, Éditions Gallimard.

BENVENISTE. E 1974, *Problèmes de linguistique générale, 2*, Collection Tel, Paris, Éditions Gallimard.

BERNARD Michel, « Psychomotricité » in *Encyclopedia Universalis DVDRom version 8*.

BIDEAUD. J et al 1993, *L'Homme en développement*, Paris, Presses Universitaires de France.

BINET. A 2001, *Œuvres Complètes, Tome XX, L'étude expérimentale de l'intelligence*, Saint-Pierre-du-Mont Edition Eurédit.

BLEULER. M, GUERA. A, NYSSEN. R, PICHOT. P, RAPAPORT. D 1950, *Applications des méthodes de tests mentaux à la psychiatrie clinique*, Congrès International de Psychiatrie, Paris, Hermann et Cie Éditeurs.

BOHM. E 1955, *Traité du psychodiagnostic du Rorschach*, Paris, Presses Universitaires de France, Tomes I et II.

BORST. A 1976, « Le langage chez les schizophrènes », in *Annales médico-psychologiques*, janvier 1976, 1, n°1, Paris, Éditions Elsevier SAS.

BOURGAS. S 1991, *L'interprétation psychanalytique des tests*, Interventions dans le cadre de la « Journée d'études du 16 octobre 1991 », Association des Psychologues d'Eure et Loir.

BOURGES. S 1991, *Approche génétique et psychanalytique de l'enfant. Tome 1 : Choix et interprétation des épreuves*, Neuchâtel, Éditions Delachaux et Niestlé.

BOURGES. S 1992, *Approche génétique et psychanalytique de l'enfant. Tome 2*, Neuchâtel, Éditions Delachaux et Niestlé.

BOYLE. GJ et SMÁRI. J 2002, « Vers une simplification du modèle cattellien de la personnalité », in *Bulletin de psychologie*, p 635, 643, tome 55, n°462, Paris, Groupe d'études de psychologie de l'Université de Paris.

BRONCKART. JP 1977, *Théories du langage*, Liège, Éditeur Pierre Mardaga.

BRUN. A 1998, « Topiques du traumatisme », in *Pratiques psychologiques*, 1998-1, n°57, Le Bouscat, Éditions L'Esprit du Temps.

CAROLL. JB 1933, *Human cognitive abilities*, Cambridge (MA) Cambridge University Press.

CAROLL JB. 1997, « Psychometrics, intelligence and public perception », in *Intelligence*, p 25, 52, 1997 b, n° 24, New-York ACM.

CHOMSKY. N 1969, *La linguistique cartésienne* suivi de *La nature formelle du langage*, Paris, Éditions du Seuil.

CHOMSKY. N 1969, *Structures syntaxiques*, Paris, Éditions du Seuil.

CHOMSKY. N 1971, *Aspects de la théorie syntaxique*, Paris, Éditions du Seuil.

CHOMSKY. N 1975, *Questions de sémantique*, Paris, Éditions du Seuil.

CHOMSKY. N 1976, *Le langage et la pensée*, Paris, Petite Bibliothèque Payot.

CONSOLI. S 1978, « Association verbale et schizophrénie », in *L'évolution psychiatrique*, p. 43, n°2.

COSTERMANS. J 1980, *Psychologie du langage*, Liège, Pierre Mardaga Éditeur.

CROCQ. I, *Note sur les tests mentaux*, Série 711, Les laboratoires Servier.

DE GANS. G 1978, *Tests et personnalité*, Genève, Éditions Famot.

DE SAUSSURE. F 1974, *Cours de linguistique générale*, Paris, Éditons Payot.

DELAY. J, PICHOT. P., 1969, *Abrégé de psychologie*, Paris, Masson et Cie.

DELAY. J, PICHOT. P, LEMPERIERE. T, PERSE. J, 1955, *Le test de Rorschach et la personnalité épileptique*, Paris, Presses Universitaires de France.

DELTOUR. JJ, NICOLAS. S 1984, « Difficultés spécifiques touchant notamment certains aspects du langage, suite à de simples commotions chez l'enfant », in *Neuropsychiatrie de l'Enfance*, p 119, 133, n°32 (2-3), Paris, Elsevier SAS.

DESCARTES. R 1953, *Le discours de la méthode*, Paris, Éditions 10-18.

DEVEREUX. G 1998, *De l'angoisse à la méthode dans les sciences du comportement*, Paris, Éditions Aubier.

DEWEY. J 1947, *Expérience et éducation*, Paris, Éditons Bourrelier.

DEWEY. J 1967, *L'école et l'enfant*, Paris, Éditions Delachaux et Niestlé.

DREVILLON. J, HUTEAU. M, LONGEOT.F, MOSCATO. M, OHLMAN. T 1985, *Fonctionnement cognitif et individualité*, Liège, Pierre Margada Éditeur.

DUBOIS. J 1967, « Énoncé et énonciation », in *Langages* n°5, Paris, Didier Larousse.

DUBOURG. C 2000, *Mise en évidence d'une identité perceptive chez le psychotique à travers l'organisation spatiale du tableau collage*, Travail d'étude et de recherche, Maîtrise de psychologie, Université Victor Segalen Bordeaux II.

DUCHÉ Didier Jacques, « Enfance. Développement psychomoteur » in *Encyclopedia Universalis DVDRom version 8*.

DUCROT. O 1968, *Le structuralisme en linguistique*, Paris, Éditions du Seuil.

DUFOYER. JP 1976, *Le développement psychologique de l'enfant de 0 à 1 an*, Paris, Presses Universitaires de France.

DURANDIN. G 1984, *Les principes de la philosophie*, Paris, Librairie philosophique J. Vrin.

FACON. B 2002, « Intelligence générale, différenciation des aptitudes et retard mental », in *Revue Européenne de Psycho-*

logie Appliquée, p 2, 12, n°52, Paris, Centre de psychologie appliquée puis Elsevier.

FECHNER. GT 1860, *Element der Psychophysik*, Leipzig, Breitskopf and Härtel.

FERENCZI. S 1968 à 1982, *Œuvres complètes*, 4 volumes, Paris, Payot.

FERRAND. L 1999, « 640 homophones et leurs caractéristiques », in *L'année psychologique*, p 687, 708, n° 99, Paris, Presses universitaires de France.

FERRAND. L et ALARIO. FX 1998, « Normes d'associations verbales pour 366 noms et objets concrets », in *L'année psychologique*, p 659, 709, n°98, Paris, Presses universitaires de France.

FREUD. S, JUNG. CG 1975, *Correspondance 1909-1914, tome 2*, Paris, Gallimard.

FREUD. S, JUNG. CG, 1975, *Correspondance 1906-1909, tome 1*, Paris, Gallimard.

FREUD. S, *Œuvres complètes*, PUF

GADENNE. C.N., 2006, *Conception élaboration et administration d'une épreuve de discordance en lecture de phrases-contribution à l'étude clinique des effets de la discordance sur les productions linguistiques de sujets schizophrènes*, Mastère recherche de Psychologie clinique et pathologique de l'adolescent et du jeune adulte, Université Poitiers.

GADENNE. C.N., 2004, *L'illusion Mac Gurck, enjeux et perspectives cliniques*, Mastère professionnel de psychologie et pathologique, Université Bordeaux II.

GENTAZ. E et HATWELL. Y 1994, « L'effet d'oblique », in *Pour la science*, p 20, 21, avril 1998, n°198, Paris, Groupe Pour la Science.

GORI. R 1978, *Le corps et le signe dans l'acte de parole*, Collection Psychismes, Paris, Edition Dunod.

GREGOIRE. J 1992, *Évaluer l'intelligence de l'enfant*, Liège, Pierre Mardaga Éditeur.

GREGOIRE. J 2004, *L'examen clinique de l'intelligence de l'adulte*, Collection Pratiques psychologiques, Liège, Pierre Mardaga Éditeur.

GREGOIRE. J 2004, *L'examen clinique de l'intelligence de l'adulte*, Liège, Pierre Mardaga Éditeur.

GUELFI. JD, GAILLAC. V, DARDENNES. R 1995, *Psychopathologie quantitative*, Paris, Édition Masson.

HERMANN. H 1972, *Introduction à la psycholinguistique*, Paris, Larousse.

HÖRMANN. H 1972, *Introduction à la psycholinguistique*, Collection Langue et langage, Paris, Larousse Université.

HOWELL. DC 1998, *Méthodes statistiques en sciences humaines*, Paris, De Boeck Université.

HUTEAU. M 1995, *Manuel de psychologie différentielle*, Paris, Éditions Dunod.

IRIGARAY. L 1967, « Approche d'une grammaire d'énonciation de l'hystérique et de l'obsessionnel » in *Langages*, n°5, Paris, Didier Larousse.

IRIGARAY. L 1968, « Épreuve de production de phrases chez les déments et les schizophrènes » in *Revue de psychologie française*, p 13, n°2, Paris, Dunod.

IRIGARAY. L 1985, « Le schizophrène ou le refus de la schize, expressions et signes », in Irigaray, *Parler n'est jamais neutre.* Paris, Minuit, pp. 223-38.

IRIGARAY. L 1973, *Le langage des déments*, Paris, Édition Mouton.

JAKOBSON. R 1963, *Essais de linguistique générale. 1. Les fondations du langage*, Paris, Les Éditions de Minuit.

JAKOBSON. R 1969, *Langage enfantin et aphasie*, Paris, Les Éditions de Minuit.

JESPERSEN. O 1971, *La philosophie de la grammaire*, Paris, Éditons de Minuit.

JUNG. CG 1998, *L'Homme à la découverte de son âme*, Paris, Éditons Albin Michel.

KLEIN. M 1952, *Les origines du transfert. Le transfert et autres écrits.* Paris, Presses Universitaires de France.

KOSTRUBIEC. V, *Mémoire, catégorisation perceptive et hystérèse : une tentative d'application de la dynamique non linéaire*, Thèse soutenue le 19 janvier 2000, Université Charles de Gaulle-Lille III.

LACAN. J 1971, *Discours de Tokyo.*

LANG. JL 1979, *Introduction à la psychopathologie infantile*, Collection Psychismes, Paris, Éditions Dunod.

LAVEAULT. D, GREGOIRE. J 1997, *Introduction aux théories des tests en sciences humaines*, Bruxelles, Éditions De Boeck.

LE MALEFAN. P 1995, « Sciences physiques, métaphysiques et psychologie. Côtoiement et divorce. Histoire d'un partage », in *Bulletin de psychologie*, p 624, 630, tome XLVIII, n° 421, Paris, Groupe d'études de psychologie de l'Université de Paris.

LECOMTE. J 1998, « La mesure de l'intelligence. Le Q.I. en question(s) » in *Sciences Humaines*, n°88, novembre 1998, Paris, Éditions Sciences Humaines.

LEONTIEV. AN 1976, *Le développement du psychisme*, Paris, Éditions Sociales.

LEWIN. K 1972, *Psychologie dynamique*, Paris, Presses Universitaires de France.

LURIA. AR 1978, *Les fonctions corticales supérieures de l'homme*, Paris, Presses Universitaires de France.

MARCHAL. A et NICOLAS. S 2003, « Normes de production catégorielle pour 38 catégories sémantiques : études sur des sujets jeunes et âgés », in *L'année psychologique*, p 313, 366, n°103, Paris, Presses universitaires de France.

MASOUCAU COSTA. A 1977, *Psychologie soviétique*, Paris, Payot.

Mc GURCK. H, MacDonald. J 1976, « Hearing Lips and Seeing Voices », in *Nature*, p 746, 748, n° 264.

MEYER. T 2002, « Des variables observées aux variables manipulées : un cas particuliers de l'opérationnisme multiple ou convergent », in *Bulletin de psychologie*, p 583, 592, tome 55, n° 462, Paris, Groupe d'études de psychologie de l'Université de Paris.

MOLES. A 1973, *Théorie de l'information et perception esthétique*, Paris, Denoël.

NANCY. B et WITTWER. J 1976, « Études de correspondances entre contenus et formes linguistique dans les textes d'enfants », in *Bulletin de Psychologie*, p 530, 542, tome XXX, n°328, Paris, Groupe d'études de psychologie de l'Université de Paris.

NEW. B, PALLIER. C, FERRAND. L, MATOS. R 2001, « Une base de données lexicales du français contemporain sur internet : lexique », in *L'année psychologique*, p 447, 462, n° 101, Paris, Presses universitaires de France.

OLERON. P, REUCHLIN. M, ZAZZO. R 1979, « L'intelligence », in « *Bulletin de psychologie* », tome XXXII, n°340, Paris, Groupe d'études de psychologie de l'Université de Paris.

PHILLIPS. J 1997, « Pierce et la vulnérabilité sémiotique dans la schizophrénie » (Traduit de l'anglais par Murièle Maurel-Raymondet), in *L'évolution psychiatrique*, p 369, 379, n°62, 2, Paris, Éditions Elsevier SAS.

PIAGET. J 1968, *La naissance de l'intelligence chez l'enfant*, Neuchâtel, Delachaux et Niestlé.

PIAGET. J 1970, *De la logique de l'enfant à la logique de l'adolescent*, Paris, Presses Universitaires de France.

PIAGET. J 1980, *La psychologie de l'enfant*, Collection Que sais-je ?, Paris, Presses Universitaires de France.

PICHOT. P 1954, *Les tests mentaux*, Collection Que Sais-Je, Paris, Presses Universitaires de France.

POPPER. K 1972, *La connaissance objective*, Paris, Éditions Aubier.

POPPER. K 1973, *La logique de la découverte scientifique*, Paris, Payot.

POPPER. K 1990, *Le réalisme et la science*, Paris, Hermann Éditeurs des sciences et des arts.

RAPAPORT. D, GILL. MM, SCHAFER. R 1972, *L'utilisation clinique de l'échelle Bellevue*, Québec, Presses Universitaires de Laval.

REUCHLIN. M 1977, *Psychologie*, Paris, Presses Universitaires de France.

REUCHLIN. M, BACHER. F 1989, *Les différences individuelles dans le développement cognitif de l'enfant*, Paris, Presses Universitaires de France.

RORSCHACH. H 1947, *Psychodiagnostic*, Paris, Presses Universitaires de France.

ROSS. J, PATTEN. J 1979, « Applications thérapeutiques de la linguistique et des modèles de communication », in *Annales médico-psychologiques*, janvier-février 1979, 137, n°s 1-2, Paris, Éditions Elsevier SAS.

SAPIR. E 1967, *Anthropologie*, Les Éditions de Minuit, Tomes 1 et 2.

SCHLIDER. P 1935, *L'image du corps*, Collection Tel, Paris, Gallimard.

SCHMID-KITSIKIS. E 1985, *Théorie et clinique du fonctionnement mental*, Liège, Pierre Mardaga Éditeur.

SCHMIDT. P 1977, « Une introduction à l'étude des rapports de la psychose et de la réalité du langage », in *Annales médico-psychologiques*, juin 1977, 2, n°1, Paris, Éditions Elsevier SAS.

SHENTOUB. V 1990, *Manuel d'utilisation du TAT* (Approche psychanalytique), Paris, Éditons Dunod.

SORIANO. M 1995, « Contes sur la diversité des langues », in *Études Psychothérapeutiques*, p 17, 25, n°11, Paris, Bayard.

Sous la direction de GARDEY. AM, BOUCHERAT-HUE. V et JUMEL. B 2003, *Pratiques cliniques de l'évaluation intellectuelle. Études de cas*, Paris, Éditions Dunod.

SPITZ. RA 1968, *De la naissance à la parole. (La première année de la vie)*, Paris, Presses Universitaires de France.

SUBERVIE. A 1999, *Introduction de la notion d'ubiquité psychique à l'adolescence*, DESS de Psychologie Clinique et Pathologique, Université de Bordeaux II.

TISSERON. S 1976, « À propos de l'ambivalence culturelle au cours d'entretiens réguliers avec des Nord-Africains immigrés », in *L'information psychiatrique*, p 27, 44, n°52, 1.

TRUPHEME. R, PACHE. D, SUTTER. JM 1968, « Essai d'approche linguistique du langage délirant. À propos d'un texte de délire d'invention thérapeutique », in *L'encéphale*, janvier février 1968, 57, n°1, Paris, Doin.

VAN HOF. MW, LAGERS-VAN HASELEN GC 1994, « The oblique effect in the human somatic sensory system », in *Acta Neubiologiae Experimentalis*, p 259, 262, n°54.

VOUIN. PH 1970, « Approche linguistique et sémantique du discours », in *Évolution psychiatrique*, janvier mars 1970, 35, n°1, Paris, Éditions Elsevier SAS.

VUAILLAT. S 2003, « La personnalité schizoïde : l'apport original de Fairbairn », in *L'évolution psychiatrique*, p 409, 420, n°68, Paris, Éditions Elsevier SAS.

VYGOTSKI. L 1984, *Pensée et langage*, Paris, Éditions Sociales.

WALLON. H 1941, *L'évolution psychologique de l'enfant*, Paris, Éditions Armand Colin.

WECHSLER. D 1973, *La mesure de l'intelligence de l'adulte,* Collection Psychologie d'aujourd'hui, Paris, Presses Universitaires de France.

WERTHEIMER. M 1923, « Studies in the theory of Gestalt psychology », in *Psychologische Forschung*, p 301, 350, n°4.

WIDLÖCHER. D 1983, *Le ralentissement dépressif*, Paris, Presses Universitaires de France.

WINNICOTT. DW 1954, « Les aspects métapsychologiques et cliniques de la régression au sein de la situation analytique », in *De la pédiatrie à la psychanalyse*, p 131, 148, Paris, Payot.

WINNICOTT. DW 1971, *Jeu et réalité (l'espace potentiel)*, Paris, Gallimard.

WITTGENSTEIN. L 1980, *Grammaire philosophique*, Paris, Gallimard.

WITTGENSTEIN. L 1993, *Tractatus logico-philosophicus*, Paris, Gallimard.

ZAVIALOFF. N, JAFFARD, R. et BRENOT, P. 1989 (sous la direction de). *La mémoire*, Collection Converssciences, Paris, Éditions L' Harmattan, Tome II.

ZAZZO. R 1975, *Psychologie et marxisme, la vie et l'œuvre d'Henri Wallon*, Paris, Denoël-Gonthier. ZAZZO. R 1983, *Où en est la psychologie de l'enfant*, Collection Médiations, Paris, Denoël-Gonthier.

Épreuves et tests

Échelle Clinique de Mémoire pour Enfants, DELOCHE. G, HANNEQUIN. D et ses collaborateurs, 1997, ECPA.

Échelle Clinique de Mémoire Troisième édition, WECHSLER. D, 2001, ECPA.

Échelle d'intelligence de Stanford Binet, TERMAN., 1916

Le test de Patte Noire, CORMAN. L, 1982, ECPA.

Revised Stanford-Binet Scales, TERMAN. LM, MERRILL. MA, 1937,Houghton Mifflin Company.

Rorschach, ROSCHACH. H, 1959, ECPA.

Stroop Color, STROOP. JR, 1975, ECPA.

Terman-Merill

Test d'Aperception pour Enfant (CAT), BELLAK. L et BELLAK. SS, 1961, ECPA.

Test de Binet-Simon, BINET. A, SIMON. T, 1905.

Test de Vocabulaire, BINOIS. R, PICHOT. P, 1959, ECPA.

Test Moteur de Structuration Visuelle de Bender, BENDER. L, 1968, ECPA.

Thematic Aperception Test (TAT), MURRAY. HA et BELLAK. L, 1959, ECPA.

Classification internationale

CIM-X, ICD-10, Descriptions cliniques et directives pour le diagnostic, 1997, Paris, Éditions Masson.

DSM-IV, Manuel diagnostique et statistique des troubles mentaux, 2004, Paris, Éditions Masson.

ANNEXES

TABLES DES AMBITUS

A	B	Ambitus	Ambitus-index	Ambitus-ratio
2	1	1	2	0,5
3	1	2	3	0,6666667
3	2	1	6	0,1666667
4	1	3	4	0,75
4	2	2	8	0,25
4	3	1	12	0,0833333
5	1	4	5	0,8
5	2	3	10	0,3
5	3	2	15	0,1333333
5	4	1	20	0,05
6	1	5	6	0,8333333
6	2	4	12	0,3333333
6	3	3	18	0,1666667
6	4	2	24	0,0833333
6	5	1	30	0,0333333
7	1	6	7	0,8571429
7	2	5	14	0,3571429
7	3	4	21	0,1904762
7	4	3	28	0,1071429
7	5	2	35	0,0571429
7	6	1	42	0,0238095
8	1	7	8	0,875
8	2	6	16	0,375
8	3	5	24	0,2083333

8	4	4	32	0,125
8	5	3	40	0,075
8	6	2	48	0,0416667
8	7	1	56	0,0178571
9	1	8	9	0,8888889
9	2	7	18	0,3888889
9	3	6	27	0,2222222
9	4	5	36	0,1388889
9	5	4	45	0,0888889
9	6	3	54	0,0555556
9	7	2	63	0,031746
9	8	1	72	0,0138889
10	1	9	10	0,9
10	2	8	20	0,4
10	3	7	30	0,2333333
10	4	6	40	0,15
10	5	5	50	0,1
10	6	4	60	0,0666667
10	7	3	70	0,0428571
10	8	2	80	0,025
10	9	1	90	0,0111111
11	1	10	11	0,9090909
11	2	9	22	0,4090909
11	3	8	33	0,2424242
11	4	7	44	0,1590909
11	5	6	55	0,1090909
11	6	5	66	0,0757576
11	7	4	77	0,0519481
11	8	3	88	0,0340909
11	9	2	99	0,020202
11	10	1	110	0,0090909
12	1	11	12	0,9166667
12	2	10	24	0,4166667
12	3	9	36	0,25

12	4	8	48	0,1666667
12	5	7	60	0,1166667
12	6	6	72	0,0833333
12	7	5	84	0,0595238
12	8	4	96	0,0416667
12	9	3	108	0,0277778
12	10	2	120	0,0166667
12	11	1	132	0,0075758
13	1	12	13	0,9230769
13	2	11	26	0,4230769
13	3	10	39	0,2564103
13	4	9	52	0,1730769
13	5	8	65	0,1230769
13	6	7	78	0,0897436
13	7	6	91	0,0659341
13	8	5	104	0,0480769
13	9	4	117	0,034188
13	10	3	130	0,0230769
13	11	2	143	0,013986
13	12	1	156	0,0064103
14	1	13	14	0,9285714
14	2	12	28	0,4285714
14	3	11	42	0,2619048
14	4	10	56	0,1785714
14	5	9	70	0,1285714
14	6	8	84	0,0952381
14	7	7	98	0,0714286
14	8	6	112	0,0535714
14	9	5	126	0,0396825
14	10	4	140	0,0285714
14	11	3	154	0,0194805
14	12	2	168	0,0119048
14	13	1	182	0,0054945
15	1	14	15	0,9333333

15	2	13	30	0,4333333
15	3	12	45	0,2666667
15	4	11	60	0,1833333
15	5	10	75	0,1333333
15	6	9	90	0,1
15	7	8	105	0,0761905
15	8	7	120	0,0583333
15	9	6	135	0,0444444
15	10	5	150	0,0333333
15	11	4	165	0,0242424
15	12	3	180	0,0166667
15	13	2	195	0,0102564
15	14	1	210	0,0047619
16	1	15	16	0,9375
16	2	14	32	0,4375
16	3	13	48	0,2708333
16	4	12	64	0,1875
16	5	11	80	0,1375
16	6	10	96	0,1041667
16	7	9	112	0,0803571
16	8	8	128	0,0625
16	9	7	144	0,0486111
16	10	6	160	0,0375
16	11	5	176	0,0284091
16	12	4	192	0,0208333
16	13	3	208	0,0144231
16	14	2	224	0,0089286
16	15	1	240	0,0041667
17	1	16	17	0,9411765
17	2	15	34	0,4411765
17	3	14	51	0,2745098
17	4	13	68	0,1911765
17	5	12	85	0,1411765
17	6	11	102	0,1078431

17	7	10	119	0,0840336
17	8	9	136	0,0661765
17	9	8	153	0,0522876
17	10	7	170	0,0411765
17	11	6	187	0,0320856
17	12	5	204	0,0245098
17	13	4	221	0,0180995
17	14	3	238	0,012605
17	15	2	255	0,0078431
17	16	1	272	0,0036765
18	1	17	18	0,9444444
18	2	16	36	0,4444444
18	3	15	54	0,2777778
18	4	14	72	0,1944444
18	5	13	90	0,1444444
18	6	12	108	0,1111111
18	7	11	126	0,0873016
18	8	10	144	0,0694444
18	9	9	162	0,0555556
18	10	8	180	0,0444444
18	11	7	198	0,0353535
18	12	6	216	0,0277778
18	13	5	234	0,0213675
18	14	4	252	0,015873
18	15	3	270	0,0111111
18	16	2	288	0,0069444
18	17	1	306	0,003268
19	1	18	19	0,9473684
19	2	17	38	0,4473684
19	3	16	57	0,2807018
19	4	15	76	0,1973684
19	5	14	95	0,1473684
19	6	13	114	0,1140351
19	7	12	133	0,0902256

19	8	11	152	0,0723684
19	9	10	171	0,0584795
19	10	9	190	0,0473684
19	11	8	209	0,0382775
19	12	7	228	0,0307018
19	13	6	247	0,0242915
19	14	5	266	0,018797
19	15	4	285	0,0140351
19	16	3	304	0,0098684
19	17	2	323	0,006192
19	18	1	342	0,002924

RAPPEL DES VALEURS LIMITES INDICATIVES POUR LA RECHERCHE DES TRAUMAS

Notes a	*Ambitus-ratio*	*Notes b*	*Ambitus-index*
19	0,015	Inf à 15	285
18	0,0158	Inf à 14	252
17	0,0181	Inf à 13	221
16	0,0144	Inf à 13	208
15	0,0166	Inf à 12	180
14	0,0194	Inf à 11	154
13	0,0140	Inf à 11	143
12	0,0166	Inf à 10	120
11	0,020	Inf à 9	99
10	0,025	Inf à 8	80
9	0,031	Inf à 7	63
8	0,041	Inf à 6	48
7	0,057	Inf à 5	35
6	0,083	Inf à 4	24
5	-	Indéterminé	-
4	-	Indéterminé	-
3	-	Indéterminé	-
2	-	Indéterminé	-
1	-	Indéterminé	-

ECHELLE VERBALE	ECHELLE PERFORMALE
MV= 7,8 MV'=7,8 AMB Max = 10	MP= 5,6 MP'=5,6 AMB Max = 12

TYPE SCHIZOPHRENIE

Homme 49 ans, Notes réelles et virtuelles identiques.

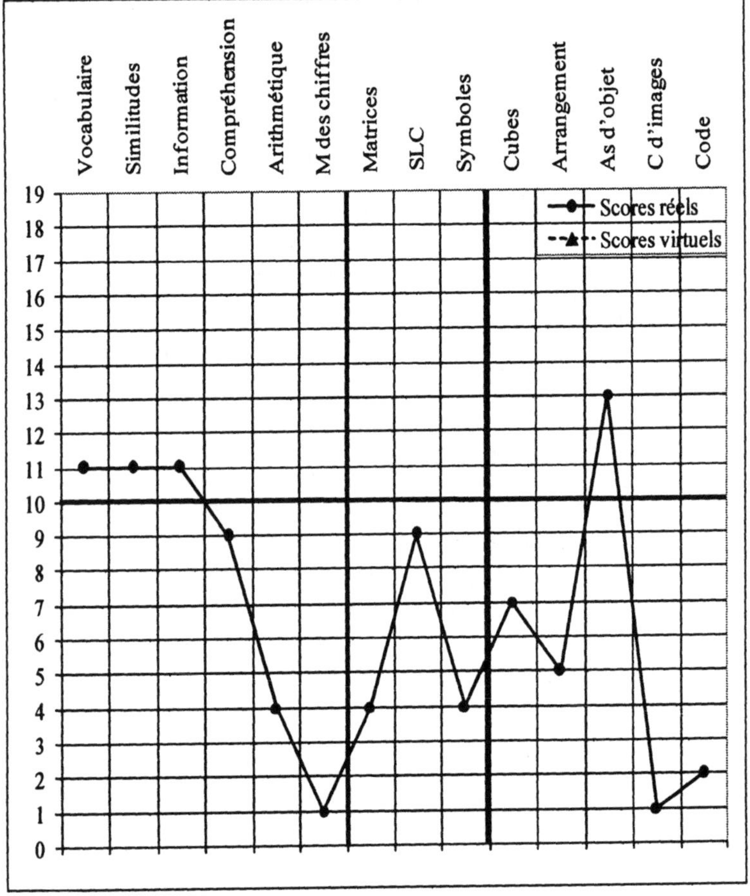

ECHELLE VERBALE	ECHELLE PERFORMALE
MV= 12,5 MV'=12,5 AMB Max = 11	MP= 5,6 MP'=5,6 AMB Max = 12

TYPE SCHIZOPHRENIE PARANOÏDE
Homme 47 ans, Notes réelles et virtuelles identiques

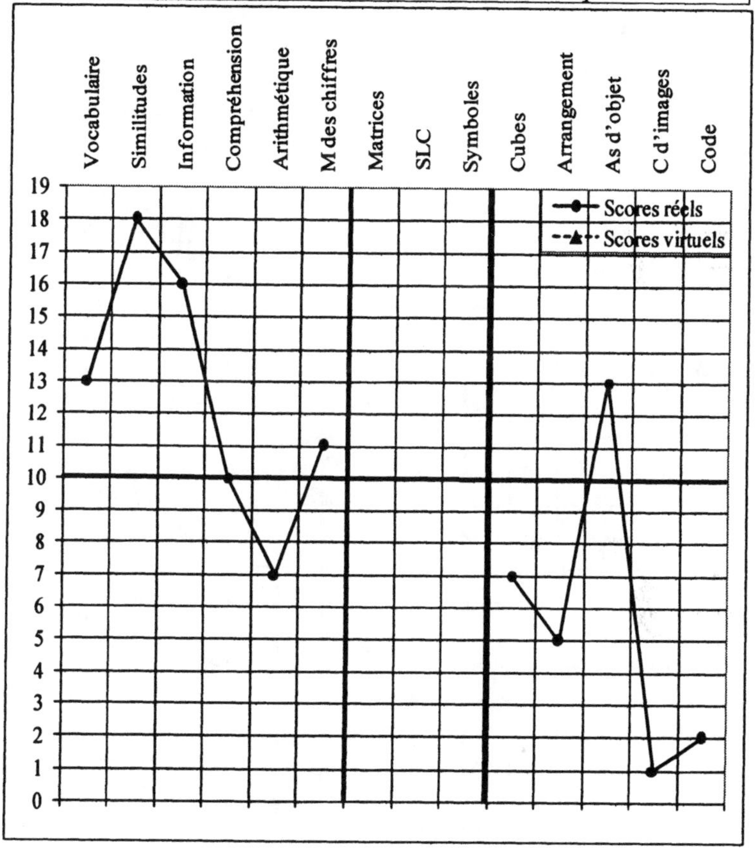

ECHELLE VERBALE	ECHELLE PERFORMALE
MV= 11,2 MV'= 12 AMB Max = 13	MP= 6,2 MP'= 7,8 AMB Max = 8

SCHIZOPHRENIE
Homme 45 ans

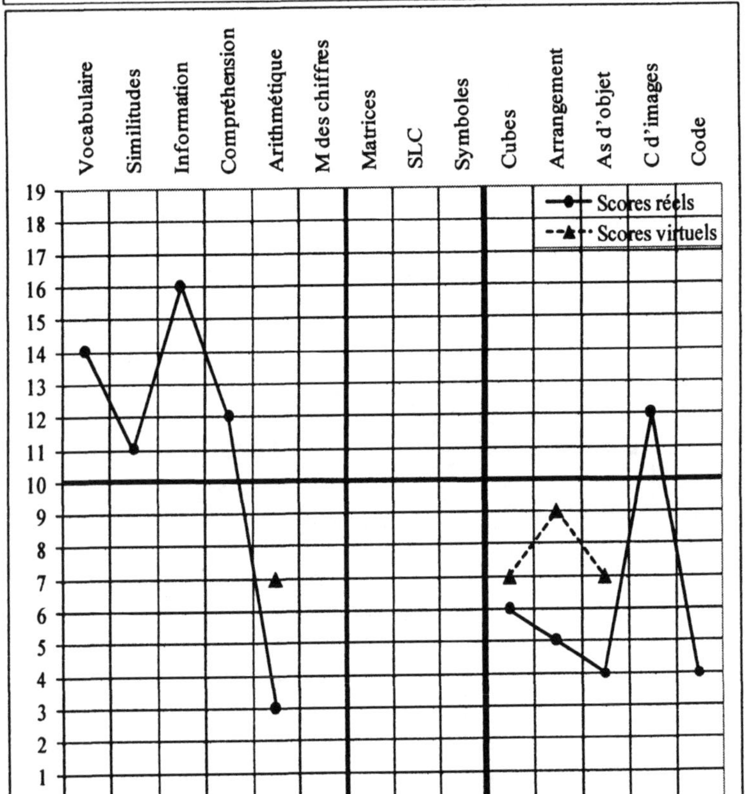

ECHELLE VERBALE	**ECHELLE PERFORMALE**
MV= 10 MV'=10 AMB Max = 5	MP= 9,6 MP'=9,6 AMB Max = 5
SCHIZOPHRENIE *Homme 40 ans, Notes réelles et virtuelles identiques*	

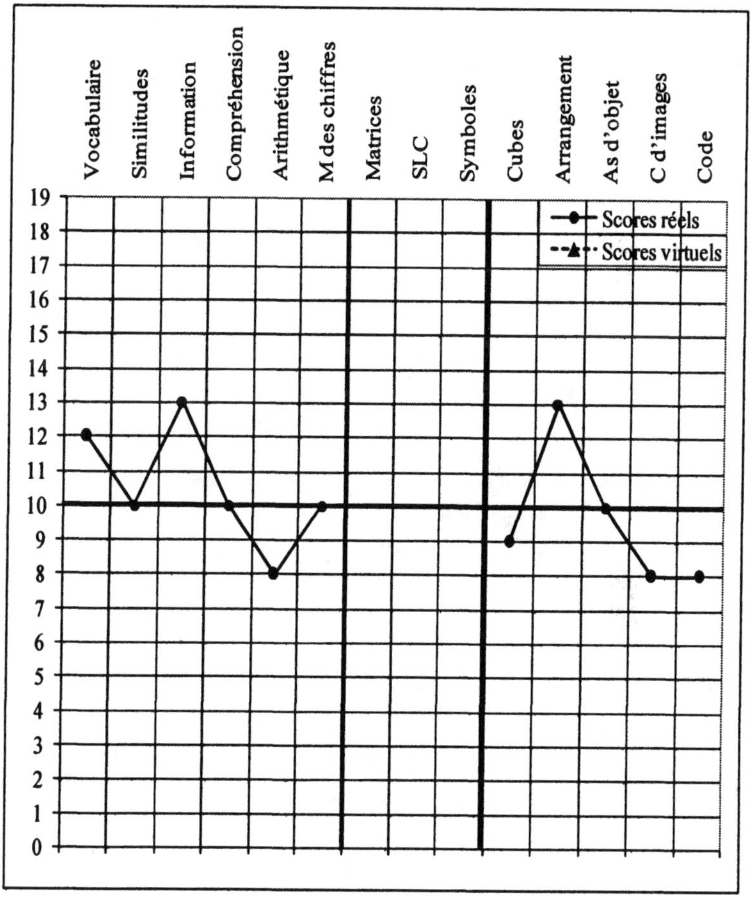

ECHELLE VERBALE	ECHELLE PERFORMALE
MV= 9,3 MV'= 9,5 AMB Max = 8	MP = 7,6 MP' = 7,8 AMB Max = 11
PARANOIA AVEC TRAITS SCHIZOPHRENIQUES *Homme 25 ans. Peu de notes virtuelles différentes des réelles.*	

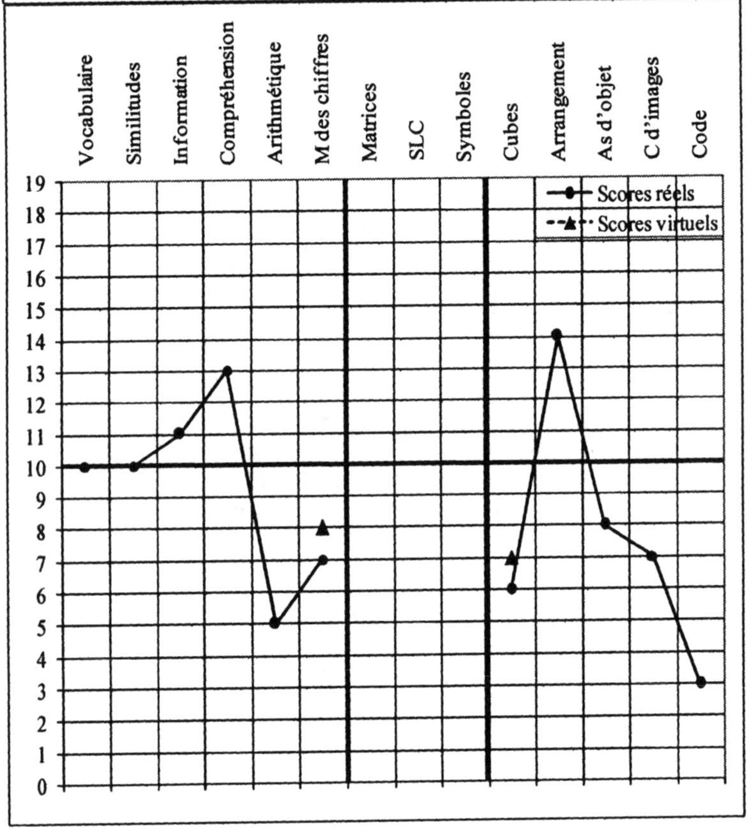

ÉCHELLE VERBALE	ECHELLE PERFORMALE
MV= 8,1 MV'=8,1 AMB Max = 9	MP = 4,4 MP' = 4 AMB Max = 6

PARANOIA

Homme 44 ans. Peu de notes virtuelles différentes des réelles.

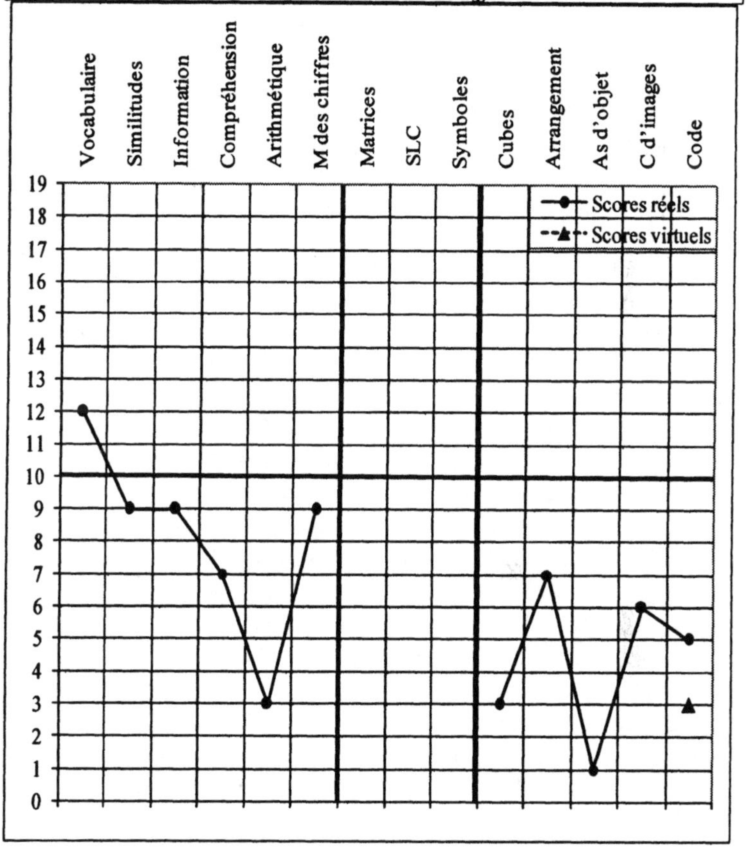

ECHELLE VERBALE	ECHELLE PERFORMALE
MV = 5,6 MV' = 6,8 AMB Max = 8	MP = 4,2 MP' = 4,2 AMB Max = 6

PARANOÏA
Homme 43 ans

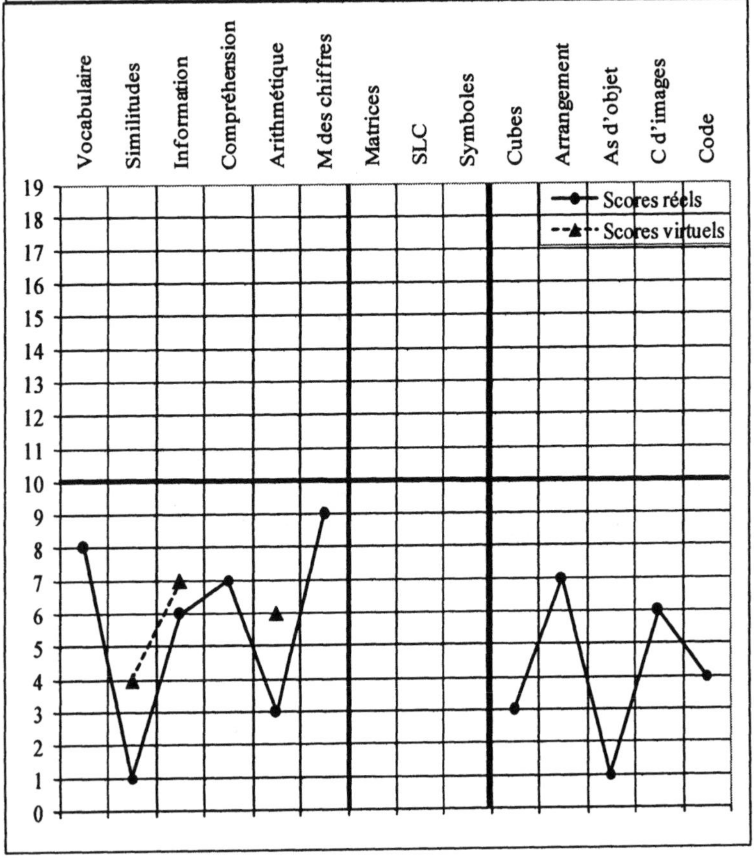

ECHELLE VERBALE	**ECHELLE PERFORMALE**
MV= 8 MV'= 9 AMB Max = 4	MP= 6,8 MP'= 7,4 AMB Max = 2

SCHIZOPHRENIE
Homme 36 ans

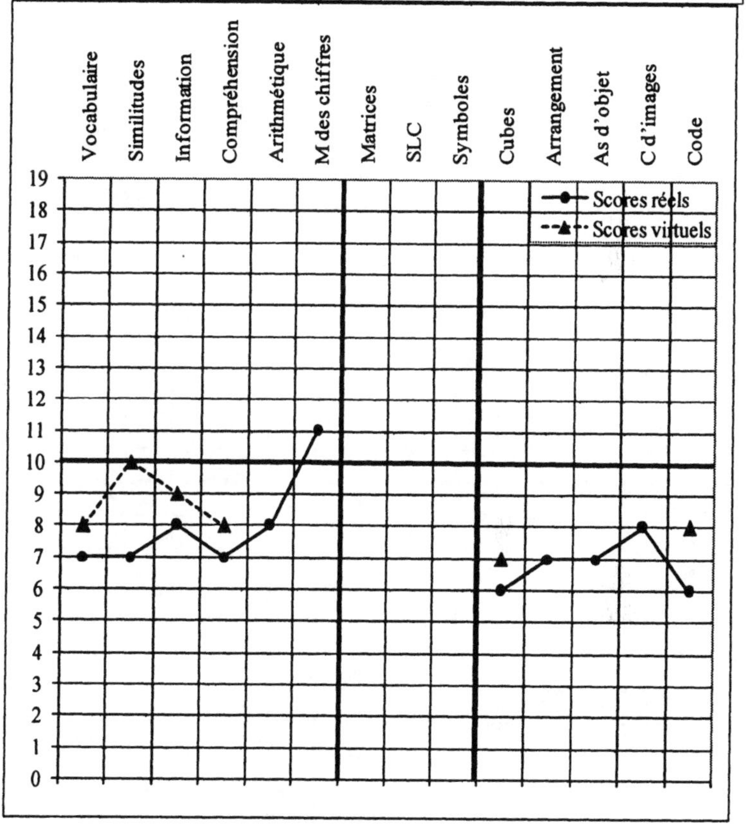

ECHELLE VERBALE	ECHELLE PERFORMALE
MV= 10,8 MV'= 10,8 AMB Max = 5	MP= 5,8 MP'= 5,8 AMB Max = 8

SCHIZOPHRENIE DELIRANTE
Homme 27 ans. Notes réelles et virtuelles identiques.

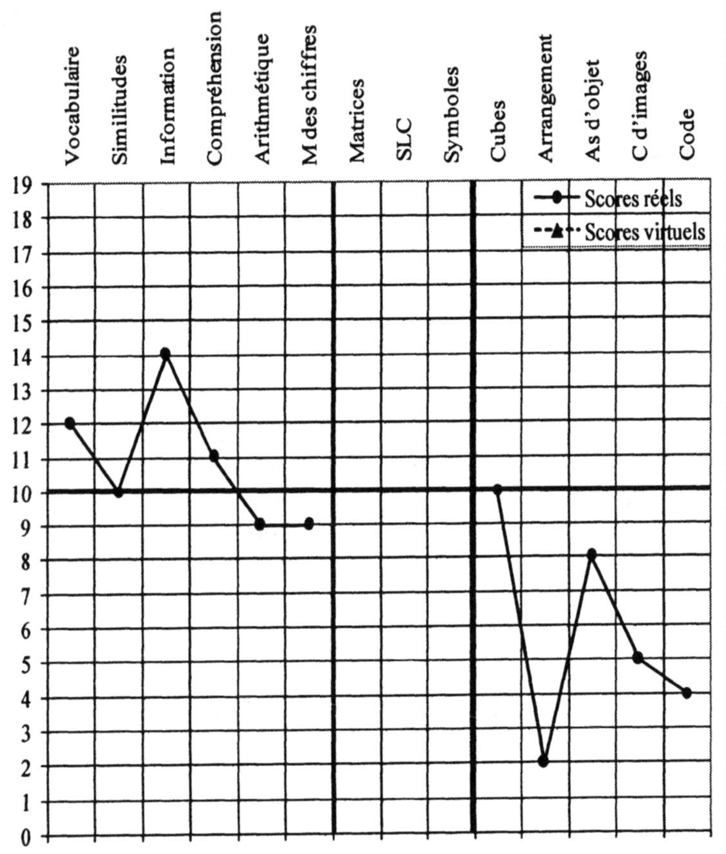

ECHELLE VERBALE	ECHELLE PERFORMALE
MV= 6,5 MV'= 7 AMB Max = 6	MP = 7,8 MP' = 7,8 AMB Max = 8

SCHIZOPHRENIE AVEC REPLI EN EVOLUTION POSITIVE

Homme 30 ans. Peu de notes virtuelles.

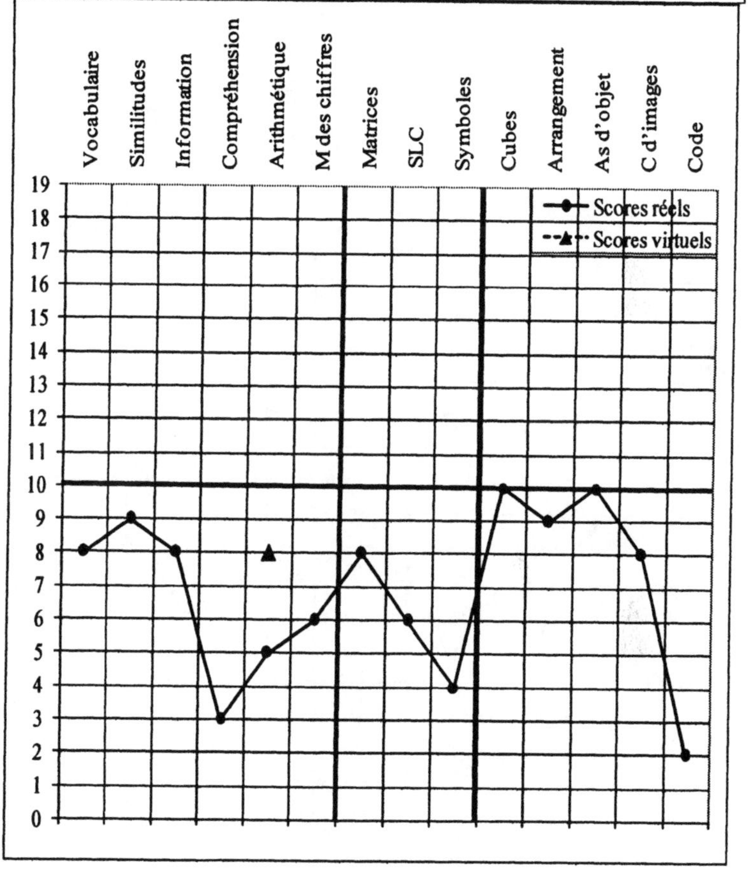

ECHELLE VERBALE	ECHELLE PERFORMALE
MV = 4,6 MV' = 4,6 AMB Max = 9	MP = 1,4 MP' = 1,4 AMB Max = 2

SCHIZOPHRENIE CHRONIQUEDETERIOREE
Homme 51 ans. Notes réelles et virtuelles identiques.

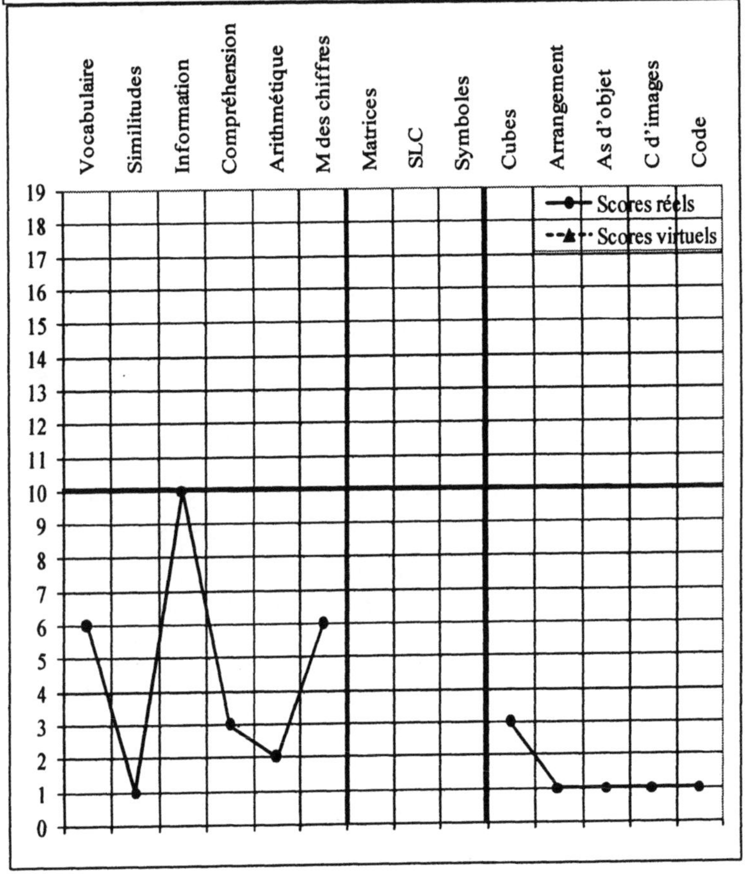

ECHELLE VERBALE	ECHELLE PERFORMALE
MV= 10,6 MV'= 10,6 AMB Max = 5	MP = 9,2 MP'= 9,2 AMB Max = 9
SCHIZOPHRENIE CRITALLISEE *Homme 41 ans. Notes réelles et virtuelles identiques.*	

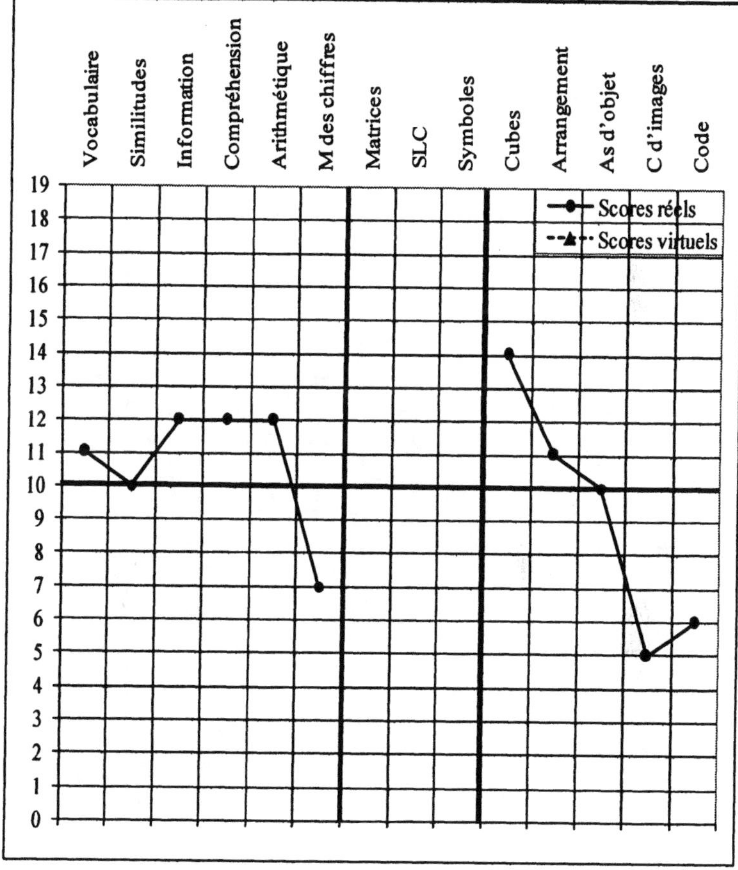

ECHELLE VERBALE	ECHELLE PERFORMALE
MV= 9,8 MV' = 9,8 AMB Max = 4	MP = 5 MP'= 5 AMB Max = 7

SCHIZOPHRENIE CRITALLISEE

Homme 36 ans (même patient que précédemment). Notes réelles et virtuelles identiques

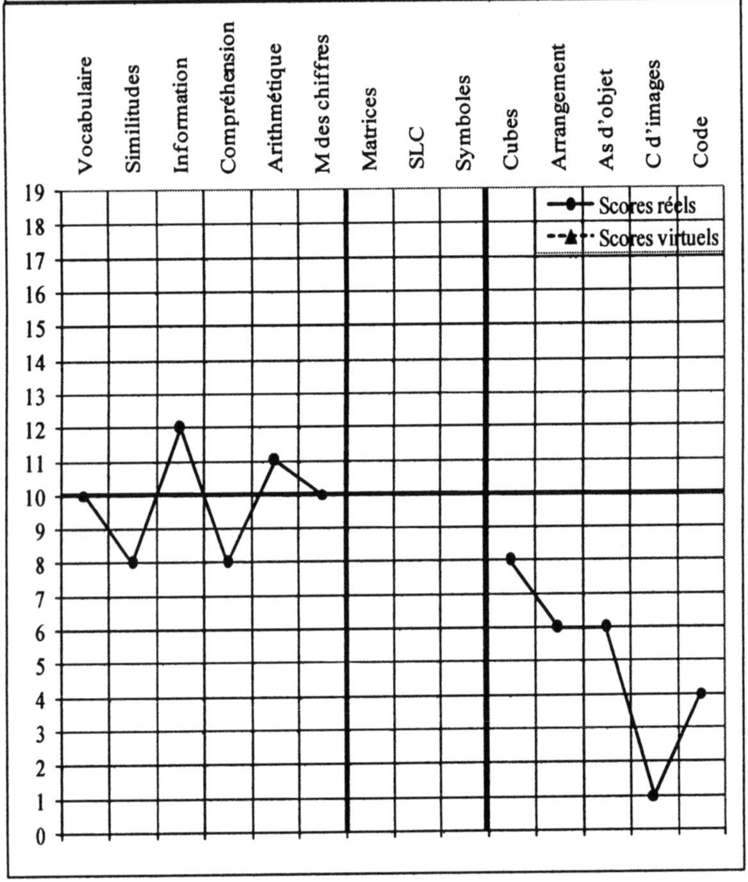

ECHELLE VERBALE	ECHELLE PERFORMALE
MV= 6 MV'= 6 AMB Max = 4	MP = 4,8 MP'= 4,8 AMB Max = 2

SCHIZOPHRÉNIE HALLUCINATOIRE INTERPRETATIVE

Femme 31 ans. Notes réelles et virtuelles identiques.

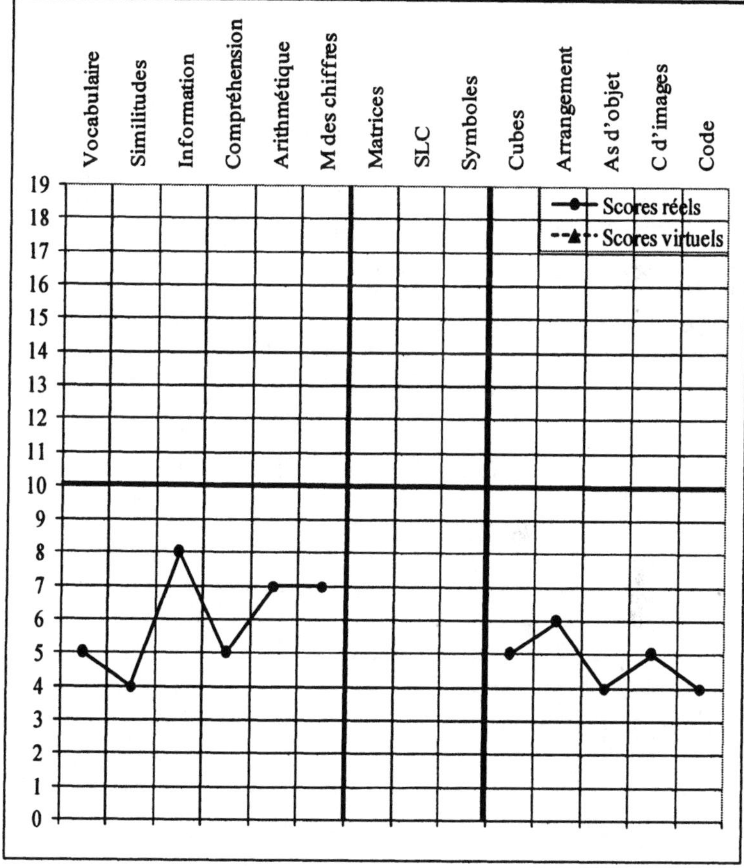

ECHELLE VERBALE	ECHELLE PERFORMALE
MV= 5,1 MV'= 5,6 AMB Max = 6	MP= 4,8 MP'= 5,2 AMB Max = 6

HEBEPHRENIE
Homme 21 ans

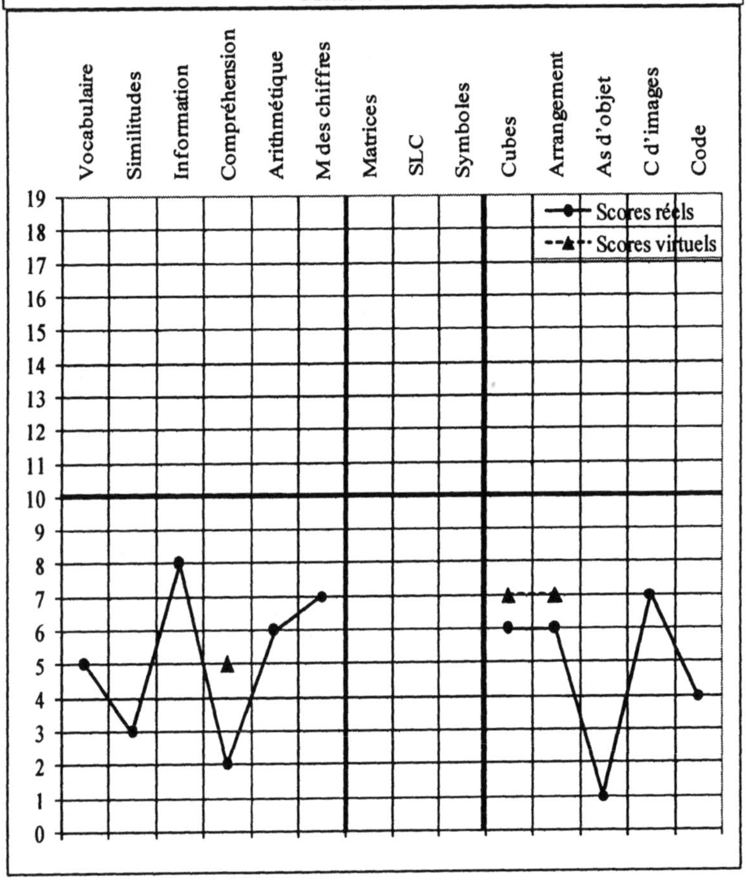

ECHELLE VERBALE	ECHELLE PERFORMALE
MV= 7,3 MV'= 7,5 AMB Max = 9	MP = 5,2 M'P = 6,2 AMB Max = 3
HEBEPHRENIE SOCIALISEE *Homme 23 ans*	

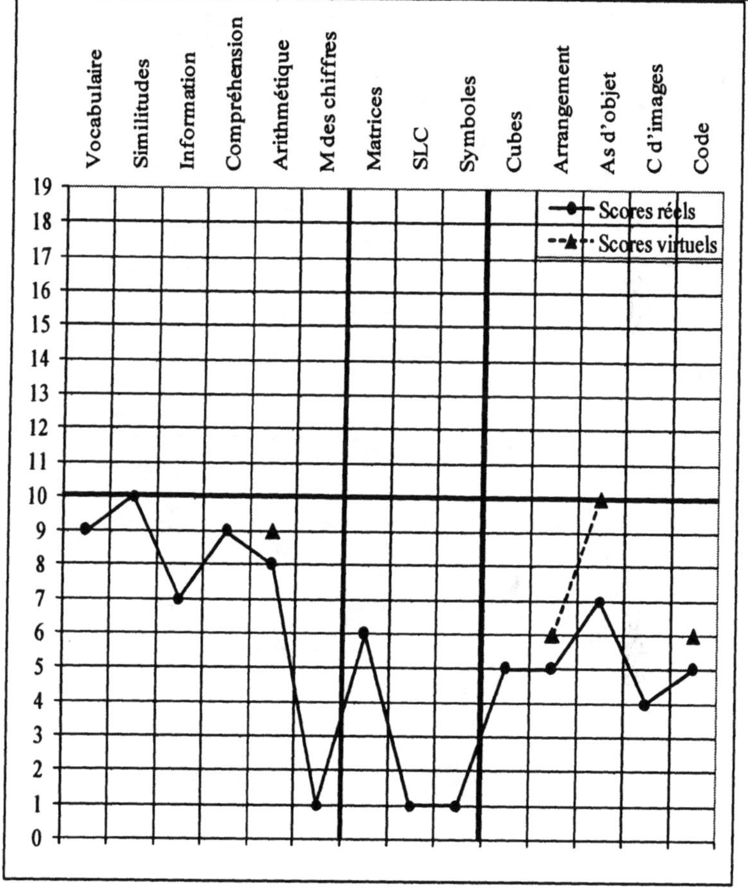

CALCULS DES INDICES

HEBEPHRENIE SOCIALISEE
Homme 23 ans (protocole précédent)

	Amb index	Amb ratio
Abstraction catégorielle	60	0,066
Théorie mentale	30	0,033
Concentration	4,5	0,437
Attention abstraite	6	0,833
Attention Contrôle mental	4,5	0,833
Repli social	49	0
Indice Grapho-moteur	50	0,1
Sociabilité	63	0,031
Fonction perceptive	27,5	0,018
Attention concrète	72	0,083
Image du corps	35	0,057
Adaptation	45	0,088
Logique catégorielle	33	0,272
Trouble de la conceptualisation	50	0,1
Complexe d'Intelligence	50	0,1
Prédictibilité scolaire	80	0,025
Accès au symbolique	63	0,031

CALCUL DES INDICES (suite)

Socialité	10,8
Efficience sémiotique	35
Ratio sémantique	1,58
Expansion sémantique	2,72
Indice de dépression	1,85
Indice psychopathique	81
Attention générale	20
Déréalistique	3,46

Ces indices sont à interpréter d'après les éléments fournis au cours du manuel.

ECHELLE VERBALE	ECHELLE PERFORMALE
MV= 8 MV'= 8 AMB Max = 3	MP = 5,6 MP' = 5,6 AMB Max = 4

HEBEPHRENIE SOCIALISEE

Homme 18 ans (même patient que précédemment). Les notes réelles et virtuelles sont identiques.

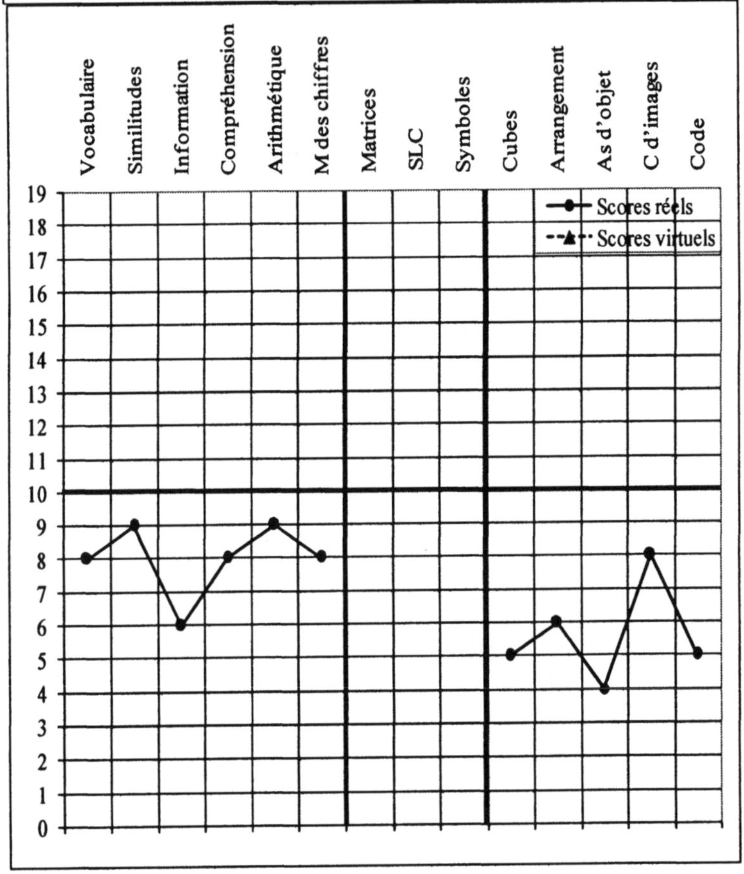

ECHELLE VERBALE	ECHELLE PERFORMALE
MV= 4 MV'= 4 AMB Max = 6	MP= 1,2 MP'= 1,2 AMB Max = 1

TYPE PSYCHOTIQUE

Femme 66 ans. Arthrosique. Notes réelles et virtuelles identiques.

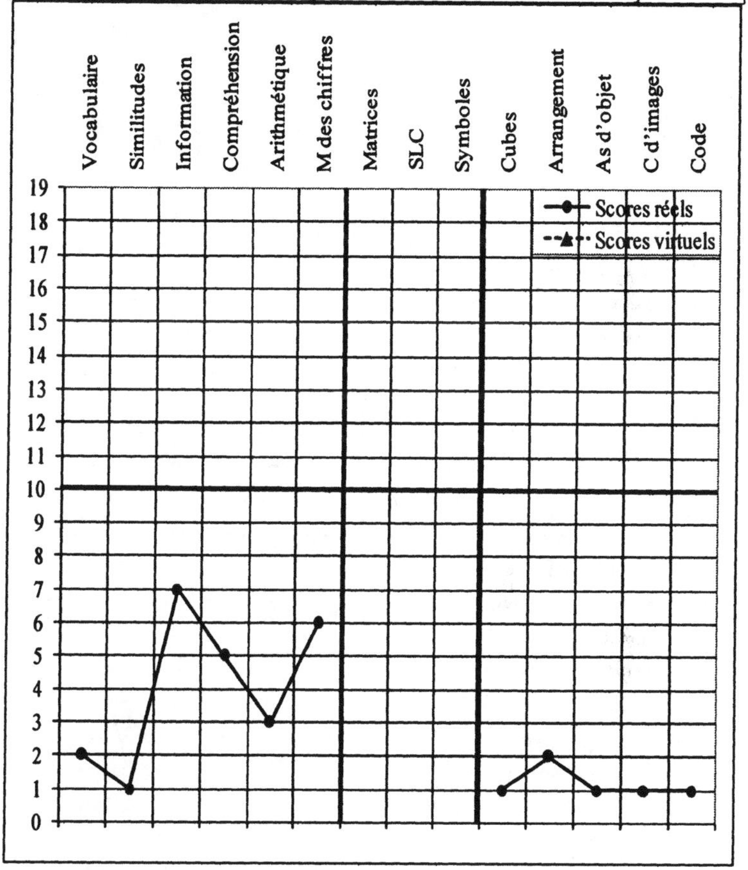

ECHELLE VERBALE	ECHELLE PERFORMALE
MV= 3,5 MV'= 3,5 AMB Max = 4	MP = 1,8 MP'= 1,8 AMB Max = 4

PSYCHOSE INFANTILE CICATRISEE
Femme 38 ans. Les notes réelles et virtuelles sont identiques.

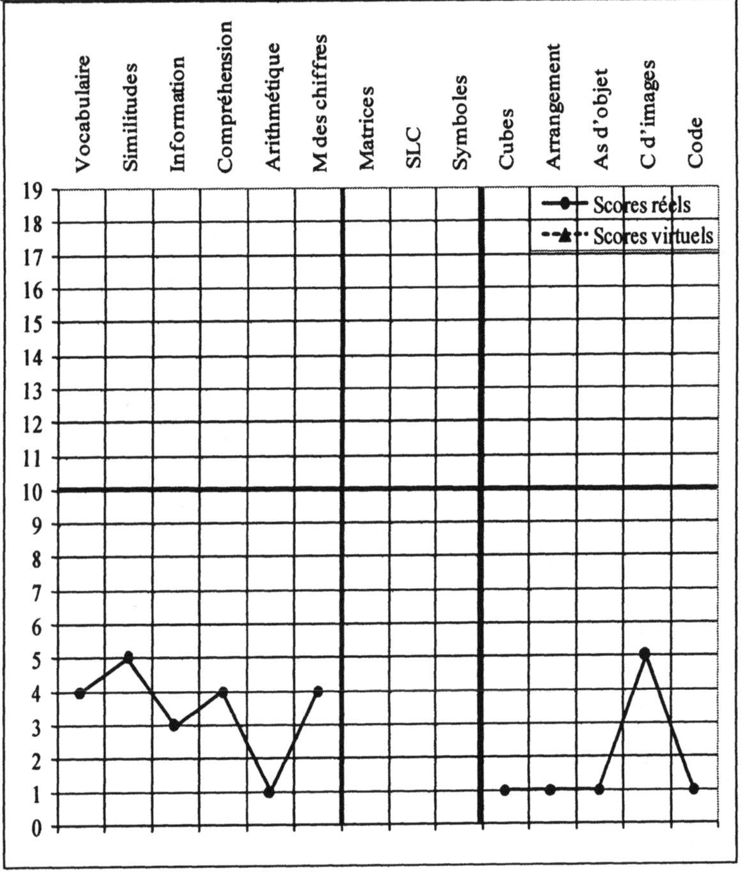

ECHELLE VERBALE	ECHELLE PERFORMALE
MV= 8,3 MV'= 8,3 AMB Max = 3	MP= 10,6 MP'= 10,6 AMB Max = 5

TYPE ALCOOLIQUE

Femme 55 ans. Les notes réelles et virtuelles sont identiques.

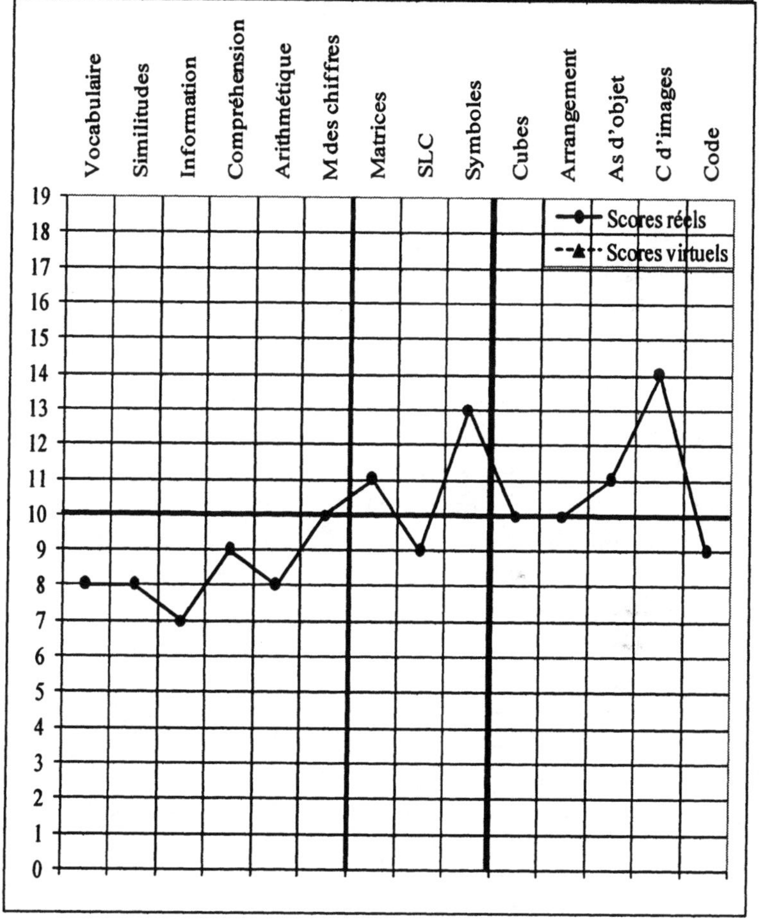

ECHELLE VERBALE	ECHELLE PERFORMALE
MV= 3,8 MV'= 3,8 AMB Max = 5	MP = 2,8 MP'= 3,4 AMB Max = 3

TYPE ALCOOLIQUE avec épilepsie
Homme 40 ans. Peu de notes virtuelles.

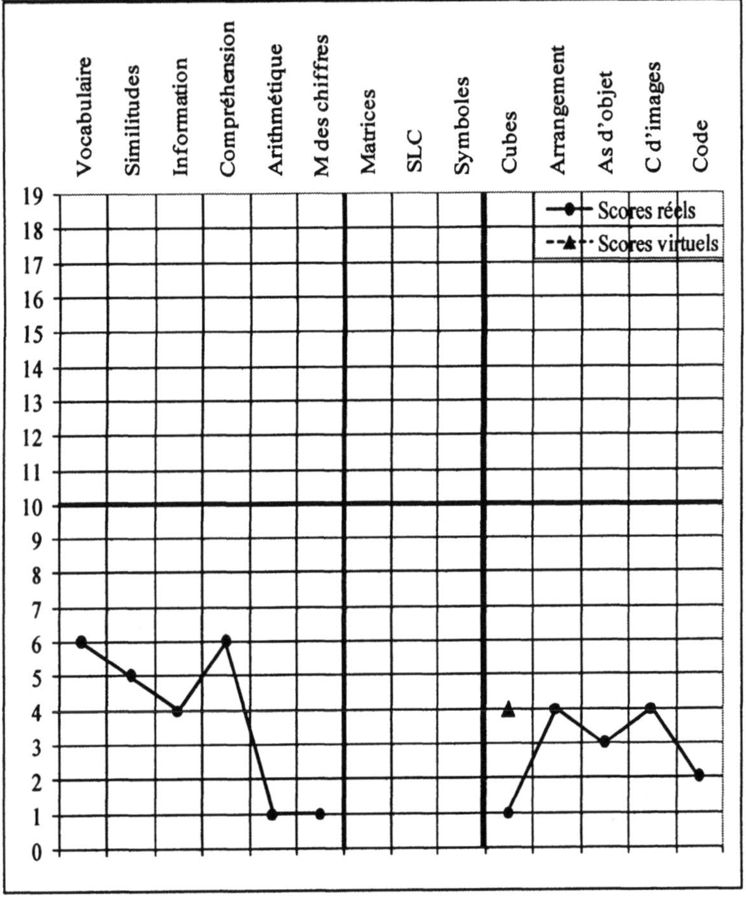

ECHELLE VERBALE	ECHELLE PERFORMALE
MV= 10,3 MV'= 9,5 AMB Max = 6	MP=7,8 MP'= 7,7 AMB Max = 4
TYPE NEVROTIQUE AVEC ALCOOLISME *Homme 51 ans*	

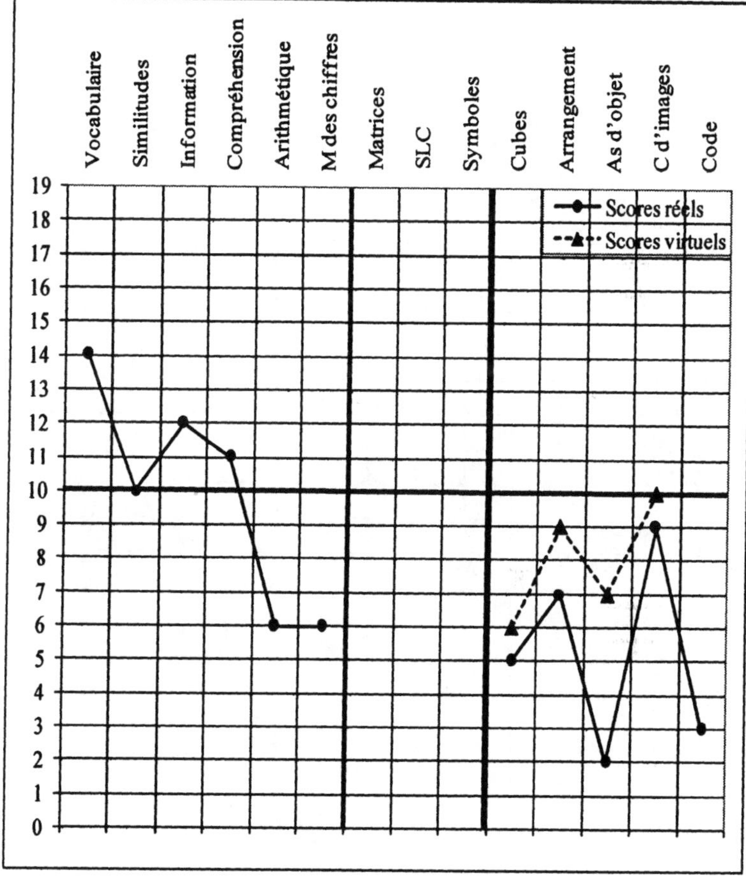

ECHELLE VERBALE	ECHELLE PERFORMALE
MV= 10 MV'= 10 AMB Max = 6	MP= 6,4 MP'= 6,4 AMB Max = 8

TYPE NEVROTIQUE AVEC ALCOOLISME

Femme 48 ans. Les notes réelles et virtuelles sont identiques.

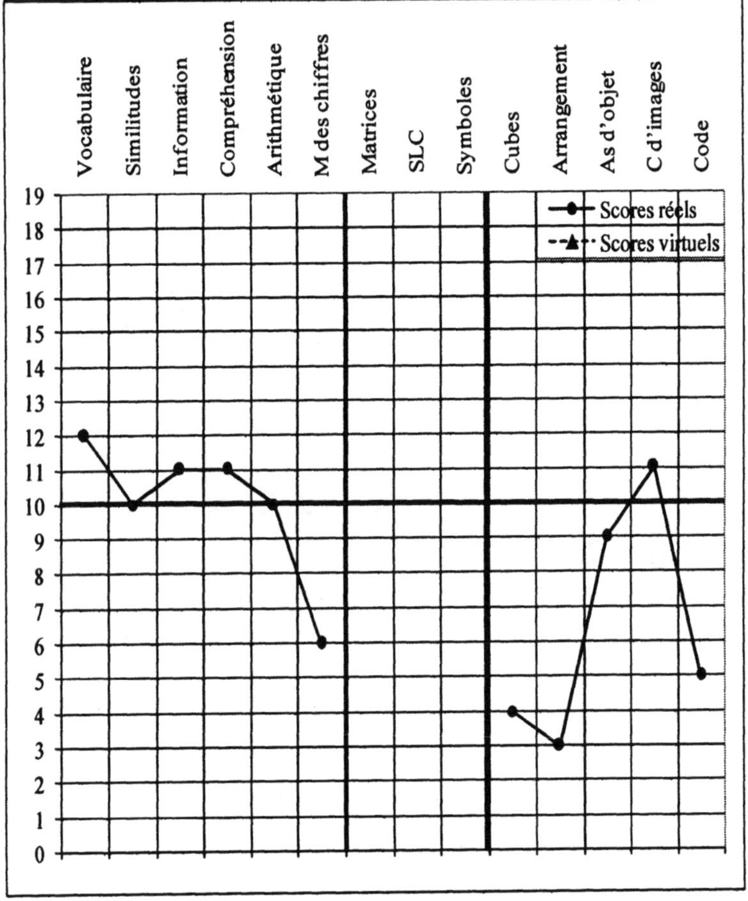

ECHELLE VERBALE	ECHELLE PERFORMALE
MV= 7,3 MV'=7,5 AMB Max = 6	MP = 7,2 MP'= 7,4 AMB Max = 3
TYPE NEVROTIQUE AVEC ALCOOLISME *Femme 49 ans*	

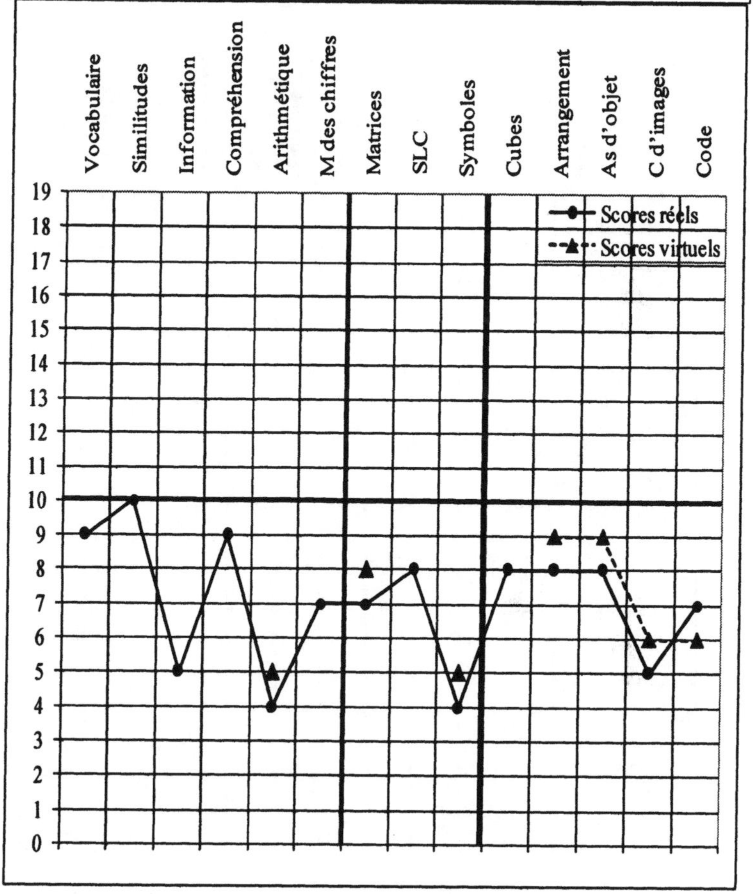

ECHELLE VERBALE	ECHELLE PERFORMALE
MV= 4,8 MV'= 4,8 AMB Max = 3	MP = 2,2 MP'= 3 AMB Max = 4

TYPE NEVROTIQUE AVEC ALCOOLISME
Femme 43 ans

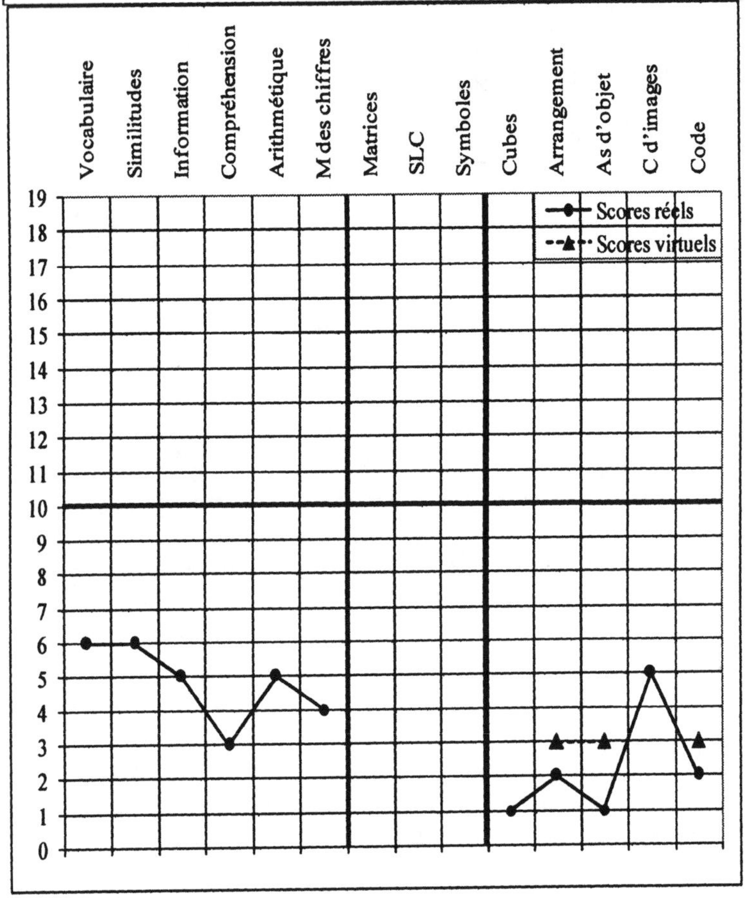

ECHELLE VERBALE	ECHELLE PERFORMALE
MV= 11,3 MV'=11,6 AMB Max = 6	MP = 11,6 MP'=12,4 AMB Max = 5
TYPE HYSTERIQUE *Femme 19 ans*	

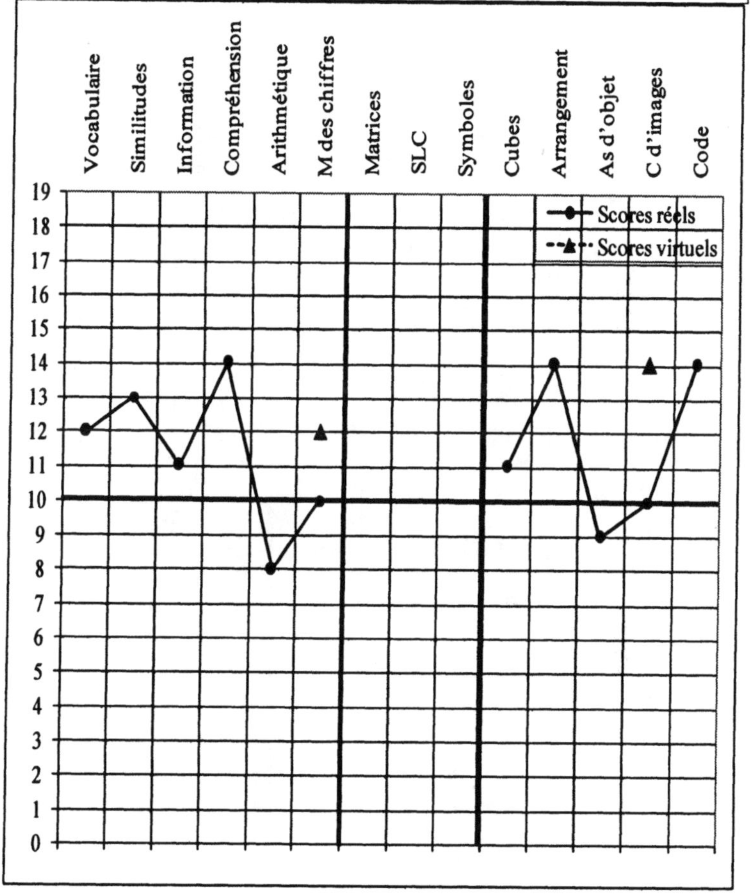

ECHELLE VERBALE	ECHELLE PERFORMALE
MV= 7,5 MV'= 7,6 AMB Max = 9	MP = 7,4 MP'= 9,4 AMB Max = 5
TYPE FOLIE HYSTERIQUE *Femme 36 ans*	

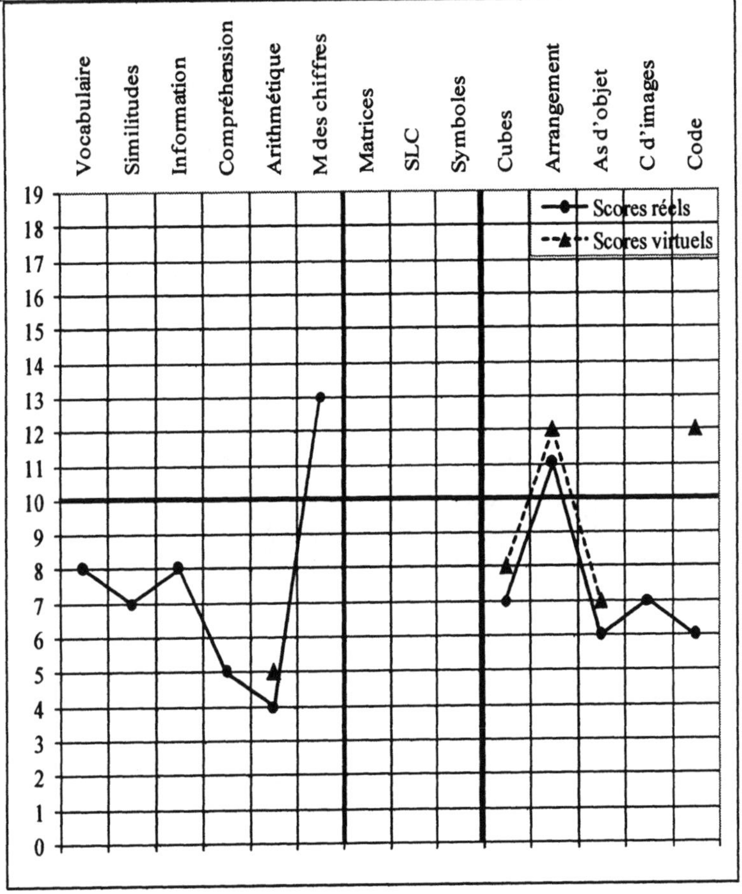

ECHELLE VERBALE	ECHELLE PERFORMALE
MV= 11,1 MV'= 11,1 AMB Max = 2	MP = 9,4 MP' = 9,4 AMB Max = 2

TYPE NEVROTIQUE AVEC COMPOSANTE PSYCHOTIQUE

Homme 28 ans. Les notes réelles et virtuelles sont identiques.

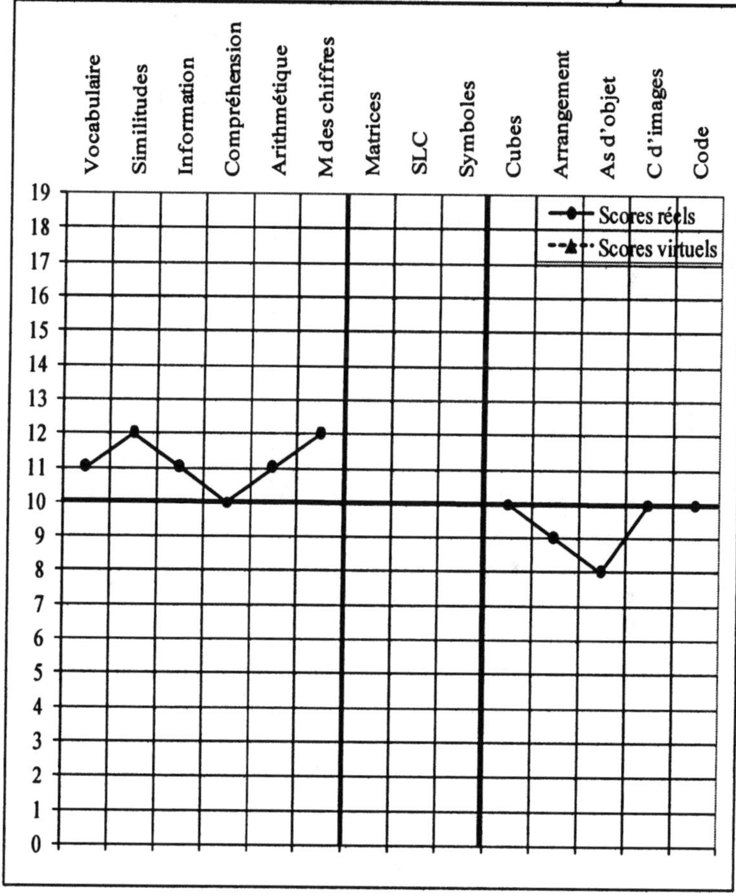

ECHELLE VERBALE	ECHELLE PERFORMALE
MV = 2,6 MV'= 2,6 AMB Max = 2	MP= 2,2 MP'= 2,2 AMB Max = 5

TYPE TROUBLE DU CARACTERE

Homme 23 ans. Les notes réelles et virtuelles sont identiques.

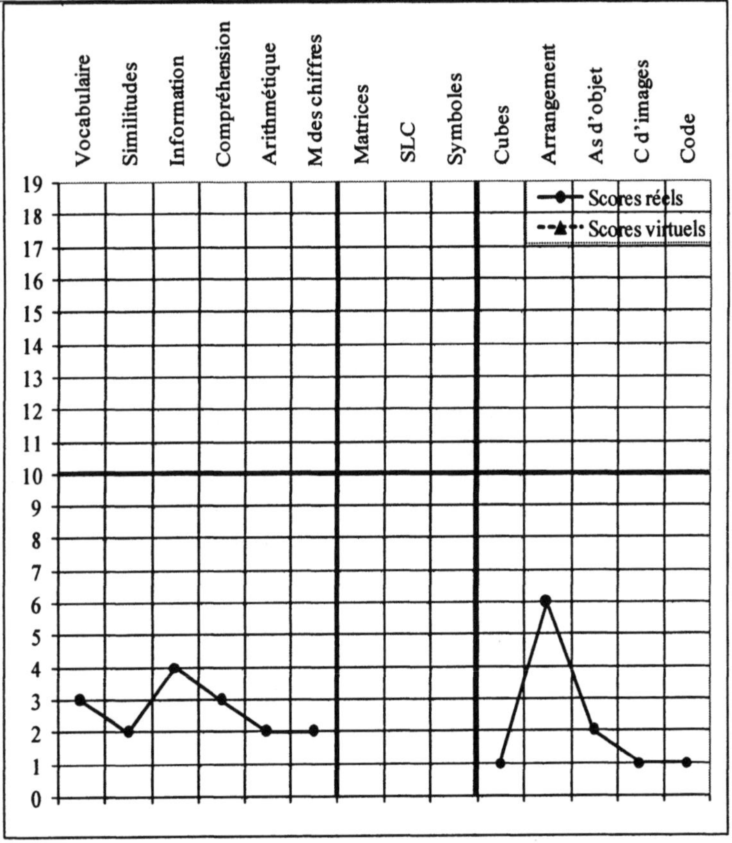

ECHELLE VERBALE	ECHELLE PERFORMALE
MV= 2,5 MV'= 3 AMB Max =1	MP = 3,4 MP' = 3,4 AMB Max = 5
TYPE PSYCHOPATHIQUE *Homme 32 ans*	

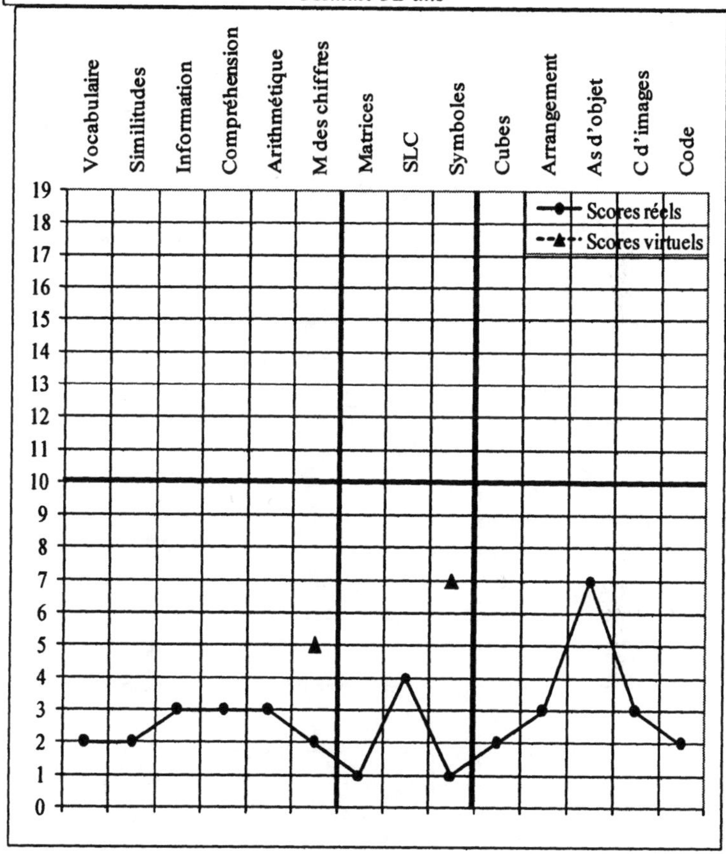

ECHELLE VERBALE	ECHELLE PERFORMALE
MV= 8,2 MV'= 8,2 AMB Max = 7	MP = 8,6 MP' = 8,8 AMB Max = 9

TYPE PSYCHOSE INFANTILE CICATRISEE AVEC LEGERES TENDANCES PSYCHOPATHIQUES

Homme 31 ans

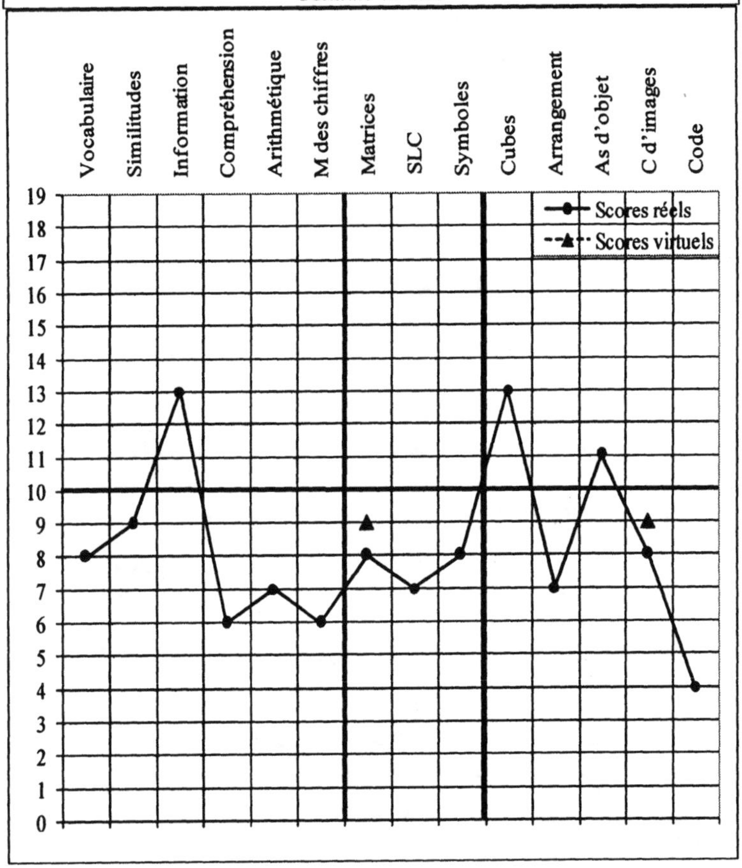

ECHELLE VERBALE	ECHELLE PERFORMALE
MV= 8,5 MV'= 8,5 AMB Max = 3	MP= 6,4 MP' = 6,4 AMB Max = 3

TYPE LIMITE

Femme 42 ans. Les notes réelles et virtuelles sont identiques.

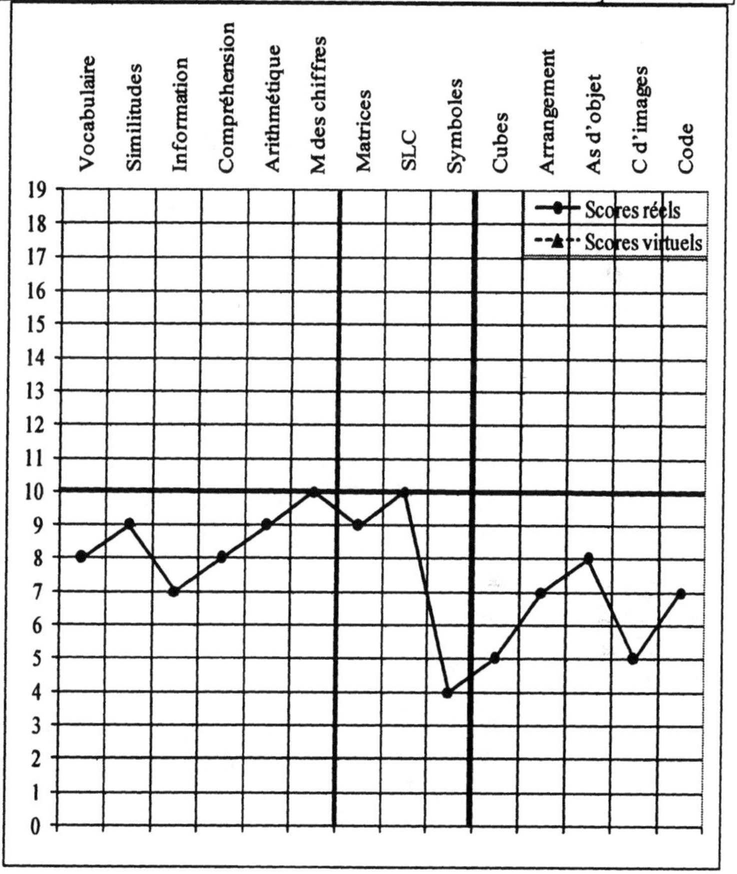

EXEMPLAIRE DE GRILLE DE COTATION VIERGE

ECHELLE VERBALE	ECHELLE PERFORMALE
MV= MV'= AMB Max =	MP= MP' = AMB Max =

	Vocabulaire	Similitudes	Information	Compréhension	Arithmétique	M des chiffres	Matriccs	SLC	Symboles	Cubes	Arrangement	As d'objet	C d'images	Code	
19	-	-	-	-	-	-	-	-	-	-	-	-	-	-	19
18	-	-	-	-	-	-	-	-	-	-	-	-	-	-	18
17	-	-	-	-	-	-	-	-	-	-	-	-	-	-	17
16	-	-	-	-	-	-	-	-	-	-	-	-	-	-	16
15	-	-	-	-	-	-	-	-	-	-	-	-	-	-	15
14	-	-	-	-	-	-	-	-	-	-	-	-	-	-	14
13	-	-	-	-	-	-	-	-	-	-	-	-	-	-	13
12	-	-	-	-	-	-	-	-	-	-	-	-	-	-	12
11	-	-	-	-	-	-	-	-	-	-	-	-	-	-	11
10	-	**M**	-	**E**	-	**D**	-	**I**	-	**U**	-	**M**	-	-	10
9	-	-	-	-	-	-	-	-	-	-	-	-	-	-	9
8	-	-	-	-	-	-	-	-	-	-	-	-	-	-	8
7	-	-	-	-		-	-	-	-	-	-	-	-	-	7
6	-	-	-	-	-	-	-	-	-	-	-	-	-	-	6
5	-	-	-	-	-	-	-	-	-	-	-	-	-	-	5
4	-	-	-	-	-	-	-	-	-	-	-	-	-	-	4
3	-	-	-	-	-	-	-	-	-	-	-	-	-	-	3
2	-	-	-	-	-	-	-	-	-	-	-	-		-	2
1	-	-	-	-	-	-	-	-	-	-	-	-	-	-	1

TABLES DES MATIERES

L'HARMATTAN, ITALIA
Via Degli Artisti 15 ; 10124 Torino

L'HARMATTAN HONGRIE
Könyvesbolt ; Kossuth L. u. 14-16
1053 Budapest

L'HARMATTAN BURKINA FASO
Rue 15.167 Route du Pô Patte d'oie
12 BP 226
Ouagadougou 12
(00226) 50 37 54 36

ESPACE L'HARMATTAN KINSHASA
Faculté des Sciences Sociales,
Politiques et Administratives
BP243, KIN XI ; Université de Kinshasa

L'HARMATTAN GUINEE
Almamya Rue KA 028
En face du restaurant le cèdre
OKB agency BP 3470 Conakry
(00224) 60 20 85 08
harmattanguinee@yahoo.fr

L'HARMATTAN COTE D'IVOIRE
M. Etien N'dah Ahmon
Résidence Karl / cité des arts
Abidjan-Cocody 03 BP 1588 Abidjan 03
(00225) 05 77 87 31

L'HARMATTAN MAURITANIE
Espace El Kettab du livre francophone
N° 472 avenue Palais des Congrès
BP 316 Nouakchott
(00222) 63 25 980

L'HARMATTAN CAMEROUN
BP 11486
(00237) 458 67 00
(00237) 976 61 66
harmattancam@yahoo.fr

642258 - Février 2016
Achevé d'imprimer par

1livre.com
du rêve à la réalité !

Printed in Dunstable, United Kingdom

91337292R00167